青少年体质健康丛书｜丛书主编　林文弢

青少年体育锻炼常见损伤与防治

林文弢　刘书芳　/主编

科学出版社
北京

内 容 简 介

本书是青少年体育锻炼系列丛书中的一本,主要内容包括在运动中如何正确地处理急性损伤、慢性损伤的康复及预防损伤的措施。希望本书能够给青少年在体育锻炼中提供科学的指导,能够帮助青少年树立积极正确的体育锻炼观念,减少运动损伤的发生。

本书内容新颖,实用性强,通俗易懂。书中列举了多个在体育锻炼中常见的小故事,同时配有简笔画,使青少年及其家长能够更好地理解专业知识,并且能够解决实际问题。

本书适合青少年朋友、家长,以及关心下一代成长的教育工作者阅读。

图书在版编目(CIP)数据

青少年体育锻炼常见损伤与防治 / 林文弢,刘书芳主编. —北京:科学出版社,2020.2

(青少年体质健康丛书 / 林文弢主编)

ISBN 978-7-03-063836-6

Ⅰ. ①青… Ⅱ. ①林…②刘… Ⅲ. ①青少年–运动性疾病–损伤–防治 Ⅳ. ①R873

中国版本图书馆 CIP 数据核字(2019)第288746号

责任编辑:崔文燕 / 责任校对:何艳萍
责任印制:师艳茹 / 封面设计:润一文化
编辑部电话:010-64033934
E-mail: edu_psy@mail.sciencep.com

科 学 出 版 社 出版

北京东黄城根北街16号
邮政编码:100717
http://www.sciencep.com

北京九州迅驰传媒文化有限公司印刷
科学出版社发行 各地新华书店经销

*

2020年2月第 一 版 开本:720×1000 1/16
2024年9月第二次印刷 印张:10 1/2
字数:150 000
定价:**49.80元**

(如有印装质量问题,我社负责调换)

丛书编委会

本书编委会

主　编　林文弢　刘书芳

编　委　唐　娜　韦　婧　冯晓楠
　　　　卫　星　毛　宁
插　图　肖琤琤　彭　欢

少年强，则国家强。青少年的健康事关国家和民族的未来，事关亿万家庭的福祉。良好的身体状况是每个人健康成长和幸福生活的根基。

近几年我国青少年体质的测试和分析显示：青少年体质健康状况总体不容乐观，居高不下的近视率令人担忧，近视群体低龄化发展的趋势仍很严重；各年龄段学生肥胖率不断上升；速度、力量素质提高趋于停滞；耐力素质在低谷徘徊，柔韧素质成绩不太理想；血压调节机能不良比较普遍。2016 年 5 月 14 日，《中国儿童青少年营养与健康报告》蓝皮书发行。该报告显示：1985—2014 年，我国学生肥胖检出率呈现快速增长趋势，其中城市男生肥胖检出率从 1985 年的 0.2% 增长到 2014 年的 11.1%。肥胖导致高血压的患病风险加大，2014 年体重正常和肥胖学生的血压偏高检出率分别为 4.96% 和 17.86%，相差 2.6 倍。

影响青少年体质健康的原因比较复杂，但最根本的原因就是体力活动的明显减少。生活环境和饮食方式的改变、网络的普及、青少年的考试和升学的巨大压力、中小学体育教师数量和体育场地器材的不足等，都阻碍了青少年获得持久的、足够的运动，使其未能养成经常性体育锻炼的行为习惯，导致并加速了青少年身体机能的退化，青少年体质健康水平也随之下降。

开展体育活动是增进学生身心健康的根本途径，是提升青少年体质的最有效的手段与方法，也是全面建成小康社会的必然要求。党和国家领导人一贯重视和关切青少年体质健康教育工作。1917 年 4 月 1 日，毛泽东同志以笔名"二十八画生"在《新青年》第三卷第二号正式发表的第一篇学术论文《体育之研究》中，就为青少年体质健康教育工作指明了方向——欲图体育之效，非动其主观，促其对体育之自觉不可。[①]他在新中国成立之初提出了沿用至今的"健康第一"的教育方针。

2015 年 5 月 31 日新华网以《让祖国的花朵在阳光下绽放——以习近平同志为总书记的党中央关心少年儿童和少先队工作纪实》为标题报道了中国共产党历来高度重视少年儿童工作。在革命、建设、改革各个历史时期，党中央就我国少年儿童事业发展作出一系列重大部署。国家领导人也极为关注青少年的体质健康问题，对青少年体质健康教育工作做过很多重要批示。

党的十八大以来，以习近平同志为核心的党中央将青少年体质健康提升到更为显著的位置，习近平总书记个人也在各种公开场合表达了自己对足球运动的热爱，很好地推动和促进了

---

① 体育之研究. http://news.ifeng.com/history/special/wusiyundong/tansuodeniandai/200904/0429_6260_1130757.shtml.（2009-04-29）[2018-09-21].

"校园足球"的广泛开展,为青少年践行和实现"中国梦"奠定坚实的体质基础。2018年8月29日,习近平强调,"孩子们成长得更好,是我们最大的心愿","党和政府要始终关心各族少年儿童,努力为他们学习成长创造更好的条件"。①他还强调,"全社会都要了解少年儿童、尊重少年儿童、关心少年儿童、服务少年儿童,为少年儿童提供良好社会环境"②。他还指出,"身体是人生一切奋斗的本钱,少年儿童要注意加强体育锻炼,家庭、学校、社会都要为少年儿童增强体魄创造条件,让他们像小树那样健康成长,长大后成为建设祖国的栋梁之材"③。

为了使党和国家领导人的重要指示和精神落到实处,中央政府相关职能部门积极行动起来,通过立法和制定政策等形式,将青少年体质健康教育工作列入国家顶层政策设计的序列。2006年12月23日,在国务委员陈至立同志的安排和领导下,教育部、国家体育总局在北京联合召开了新中国成立以来的第一次"全国学校体育工作会议",会议的主题是"切实加强学校体育工作 促进广大青少年全面健康成长"。2007年,胡锦涛总书记深刻地指出,"增强青少年体质、促进青少年健康成长,是关系国家和民族未来的大事,需要各级党委和政府的高度重视、全社会的关心支持"④,并希望教育部、国家体育

---

① 这件事,让习近平揪心. http://www.xinhuanet.com/politics/xxjxs/2018-08/29/c_1123347514.htm.（2018-08-29）[2019-01-12].
② 习近平:从小积极培育和践行社会主义核心价值观. http://www.xinhuanet.com/politics/2014-05/30/c1110944180.htm.（2014-05-30）[2019-01-12].
③ 让祖国的花朵在阳光下绽放. http://www.chinanews.com/gn/2015/06-01/7312409_2.shtml.（2015-06-01）[2019-01-12].
④ 转引自:牢固树立"健康第一"教育理念 努力开创学校体育工作新局面——周济在全国亿万学生阳光体育运动推进会上的讲话. http://old.moe.gov.cn//publicfiles/business/htmlfiles/moe/moe_176/200910/53305.html.（2009-05-14）[2019-01-12].

总局制定具体可行的对策和方案。2007 年 5 月 7 日，《中共中央 中国务院关于加强青少年体育增强青少年体质的意见》下发，该文件作为新中国成立以来有关青少年体质健康教育政策的较高规格文件之一，成为这一时期及未来一段时间的重要纲领性文件。2011 年教育部印发《切实保证中小学生每天一小时校园体育活动的规定》，该规定要求各地建立保证中小学生每天一小时校园体育活动问责制度。2012 年 10 月，国务院办公厅转发教育部等部门《关于进一步加强学校体育工作若干意见的通知》，该通知要求，明确加强青少年体质健康教育的总体思路和主要目标，落实学校体育的重点任务，加强对学校体育的组织领导，建立健全青少年体质健康监测评价机制。2013 年 11 月，党的十八届三中全会审议通过了《中共中央关于全面深化改革若干重大问题的决定》，该决定明确指出，各级政府要强化体育课和课外锻炼，促进青少年身心健康、体魄强健，这是党中央对学生体质和青少年体质健康教育工作的重大决策。2016 年 4 月，国务院办公厅发布《关于强化学校体育促进学生身心健康全面发展的意见》，该意见对青少年体质健康教育工作提出更为全面而长远的要求，指出学校体育要以"天天锻炼、健康成长、终身受益"为目标。2016 年 10 月，中共中央、国务院下发了《"健康中国 2030"规划纲要》。该纲要明确指出，以学校体育为突破口，建立学校健康教育推进机制。2018 年 1 月，国家体育总局、教育部等七部门联合印发《青少年体育活动促进计划》，为落实全民健身国家战略，广泛开展青少年体育活动，培养青少年体育锻炼习惯，吸引更广泛的青少年参与体育活动，促进青少年身心健康和体魄强健。

　　我国青少年体质健康问题已经困扰我国学校教育和社会的发展。虽然近几年来我国采取了一系列改善青少年体质健康的措施与方法，使我国青少年体质健康连年滑坡问题有所遏制，但仍然未能找到从根本上解决这一问题的有效方法和途径。究其原因，主要是我们目前还缺少对青少年体质健康影响因素的科学认识，尚不能从身体、心理、行为习惯等因素系统、全面地解决青少年体质健康存在的问题。显然，构建改善青少年体质健康的理论体系已经成为从根本上扭转我国青少年体质下降态势的重要课题。

　　"青少年体质健康丛书"针对青少年身体发育、素质发展、行为习惯、运动习惯与体质健康之间的关系开展科普性宣传、教育和指导，围绕提高青少年体质的问题从不同方面展开宣教科普，并进行可操作性的实践指导，具有针对性、科普性、大众性、科学性等特点。丛书汇集青少年体质健康的最新研究动向和科研成果，从解剖结构、生长发育、专项素质（力量和速度）培训、专项素质（灵敏和柔韧素质）、心肺功能、身体素质的测试与评价、良好体态养成与不良体态矫正、如何进行体育锻炼减肥、运动处方、体育锻炼的营养补充、体育锻炼损伤的预防等 11 个方面进行归纳总结，共有 11 个单册。丛书采用通俗易懂的形式，将最新的学术研究成果转化和应用到实践中，让青少年及其家长和社会上关注青少年成长的读者对影响青少年体质健康的各个影响因素有清晰的理解，同时从"家庭－学校－社会"全方位地指导青少年在身体、心理、行为习惯等方面科学地开展体育锻炼。这对青少年健康有着重要的作用，这对幸福中国及社会经济发展有着深远的意义。

　　丛书的主编由广州体育学院林文弢教授担任；每册书的主编均由教授、副教授和博士担任；主编和参编人员均为教学和科研第一线的教师。他们教学和科研经验丰富，多次主持和参与国家级、省部级有关青少年体质与健康的研究课题，多次获得了国家和省部级科研和教学成果奖，具有较强的专著编撰能力。

　　青少年是国家的未来，国家的财富。青少年的体质健康是国家强大的根本保证。祝愿我国青少年在党和国家的关心和培育下，健康成长。

林文弢

2019 年 1 月

前　言

　　处在青春期的青少年对身体的自我感觉较好，往往认为自己不怎么生病，感觉自己的身体很健康，参加一些体育运动只会让自己的身体更加强壮。但是，运动不当也会造成一些运动损伤，以致影响青少年的学习和生活。因此有的学生和家长会对体育锻炼产生恐惧心理，甚至有的学生不想参加体育锻炼，或者故意躲避体育锻炼。

　　本书从青少年体育锻炼中常见的创伤急救、常见运动性病症的处理及常见运动损伤的康复与预防等方面，介绍了青少年在运动中应如何避免受伤，受伤后应如何进行康复训练，以防止再次受伤或因害怕受伤而放弃体育锻炼。本书内容共分六章：第一章介绍运动损伤是什么；第二章介绍运动损伤产生的原因；第三章介绍运动损伤的急救处理；第四章介绍常见运动性病症的处理；第五章介绍常见运动损伤的处理；第六章为如何预防运动损伤。

　　本书内容新颖，实用性强，通俗易懂。书中列举了多个青少年在体育锻炼中常见的小故事，同时配有简笔漫画，通俗易

懂，使广大青少年及其家长能够更好地理解一些专业知识，并且能够解决实际问题。本书是青少年体质健康丛书中的一本，期望能够给广大青少年在体育锻炼中提供指导，促进青少年体质的不断提高。

本书在编写的过程中得到了丛书主编林文弢教授、科学出版社和作者所在单位的大力支持，在此表示衷心的感谢。由于时间仓促，水平有限，书中的错误在所难免，敬请广大读者批评指正。

刘书芳

2019 年 3 月

目 录

第一章

运动损伤是什么？

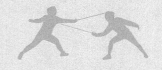

第一节　什么是运动损伤

运动损伤是指在体育运动过程中对身体造成的创伤。我们也许遇到过类似这样的场景：小刘同学在参加学校组织的羽毛球比赛中，只做了一些简单的准备活动就上场了，几分钟后因为和对手拼球把踝关节扭伤了。小张同学平时喜欢打羽毛球，技术也不错。有一天，小张和同学一起打羽毛球比赛，打了六七局后，又马上和同学去游泳，下水没多久，小张小腿抽筋了，幸好有人及时发现，把他拉到岸边。

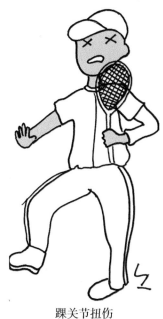

踝关节扭伤

处在青春期的青少年对身体的自我感觉较好，往往认为自己不怎么生病，感觉自己的身体很健康，参加体育运动只会让自己的身体更加强壮。但是，运动不当也会造成一些运动损伤，以致影响青少年的学习和生活。因此，有的学生和家长会对体育锻炼产生恐惧心理，甚至有的学生不想参加体育锻炼或故意躲避体育锻炼。

大家知道，体育运动不仅能使我们的身体健康，而且能够愉悦我们的身心。但是，为什么运动损伤总是与我们形影不离呢？上述小刘同学和小张同学也很想知道自己的踝关节扭伤和小腿抽筋是怎么产生的。那么，该怎么做才能避免这些问题的发生呢？让我们一起来看看是什么原因吧！

许多同学对自己的身体状况并不是很了解，加之缺乏预防运动损伤的基本常识，往往忽略了体育运动也是有它自己的规律的。人的身体在运动前往往需要一个慢慢适应的过程，直到体内温度达到一定程度时，各个运动器官才能正常工作。"让身体热起来"的途径一般就是运动前的准备活动。准备活动包括两种：一种是一般性准备活动；另一种是专门性准备活动。前面讲述的小刘同学踝关节的意外扭伤主要是因为没有做充分的准备活动；而小张同学则是由于身体已经处于疲惫状态却还继续进行大运动量的体育活动，从而造成身体疲劳，适得其反，最终导致小腿抽筋。

第二节 运动损伤分类

运动损伤的分类主要有以下几类。

一、按损伤的轻重程度分类

1. 轻伤

轻伤一般指受伤后不影响正常的学习、工作、生活，可以继续进行运动和训练，仅在运动时感觉有不适的损伤，如小面积擦伤等。

2. 中等伤

中等伤需要门诊治疗，对正常的学习、工作、生活有一定影响，丧失部分运动能力，不能完成正常训练，如肌肉拉伤、关节脱位等。

3. 重伤

重伤需要长期住院治疗，妨碍日常生活，丧失运动能力，完全不能进行运动和训练，如骨折等。

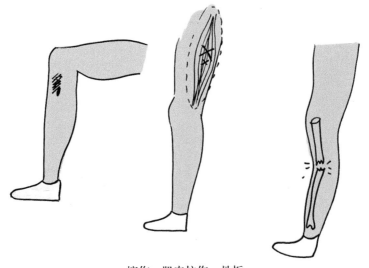

擦伤、肌肉拉伤、骨折

二、按损伤的性质分类

1. 扭伤

关节的被动活动超过正常的解剖结构范围，导致关节周围的肌腱、韧带等周围组织受到牵拉而被撕裂，甚至断裂，称为扭伤。最常见的扭伤是踝关节扭伤。

2. 挫伤

挫伤指受到钝性器械的打击或在其他外力的直接作用下，皮下组织、肌肉、韧带或其他组织受伤。受伤部位的皮肤往往是完整无损或只有轻微损伤。常见的挫伤有手指在伸直的情况下被球砸中导致的手指挫伤等。

3. 拉伤

拉伤指肌肉、筋膜及肌腱周围的组织因受到牵拉外力而导致的组织部分撕裂和完全断裂。常见的肌肉拉伤有大腿前方的股四头肌拉伤、大腿后方的腘绳肌拉伤及小腿后方的小腿三头肌拉伤等。

4. 骨折

骨折指骨的连续性或完整性遭到破坏。青少年的骨骼含有较多的有机物，柔韧性较好，但由于骨骺尚未闭合，会出现较特殊的骨折现象，如青枝性骨折、骨骺分离等，其中前臂骨折最多见。

5. 脱位

脱位指构成关节的骨端及对合面的正常结构发生异常改变，产生移位。常见的关节脱位有肘关节脱位、肩关节脱位等。

6. 浅部软组织的创伤

浅部软组织是指筋膜层以外的组织。浅部软组织的创伤包括擦伤、裂伤、割伤、刺伤等。

7. 疲劳性损伤

疲劳性损伤指运动时身体局部负荷过大导致骨膜、腱鞘因过度疲劳引起的无菌性炎症。常见的疲劳性损伤有疲劳性骨膜炎、疲劳性骨折、跟腱腱围炎等。

三、按损伤皮肤黏膜的完整性分类

1. 闭合性损伤

闭合性损伤指人体受创伤处的皮肤仍保持完整，其与开放性损伤相反，皮肤一般没有破损，但皮下组织有损伤。闭合性损伤一般是不见血的创伤，如肌肉拉伤等。

2. 开放性损伤

与闭合性损伤相反，开放性损伤是指受伤部位的内部组织（如肌肉、骨头等）与外界相通的损伤，简而言之，就是出现血往外流的，肌肉或骨头外露的创伤，如擦伤、撕裂伤、割伤、刺伤等。开放性损伤较常见，因伤口多有污染，若处理不及时或处理不当，易发生感染，影响愈合和功能恢复，严重者可造成残疾，甚至危及生命。

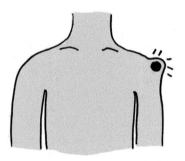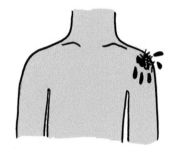

闭合性损伤和开放性损伤

四、按损伤的病程分类

1.急性损伤

急性损伤指组织因受到直接或间接暴力作用而引起的损伤。此类损伤发病急，症状和组织反应明显，若处理得当，则多数病程相对较短。急性损伤包括擦伤、拉伤、扭伤等。

2.慢性损伤

慢性损伤包括因急性损伤处理不当、迁延而造成的损伤，以及因局部过度使用而引起的组织细微损伤、积累损伤。前者称陈旧性损伤，如习惯性踝关节扭伤等；后者称劳损，如网球肘、腰肌劳损等。

根据以上分类，请大家给小刘和小张同学的运动损伤分个类吧。

第二章
运动损伤的因素

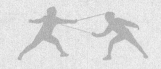

造成运动损伤的因素是多种多样的，可分为直接因素和间接因素。

第一节　直 接 因 素

运动损伤的直接因素主要包括身体因素和心理因素。

一、身体因素

1. 年龄

　　青少年骨骼发育尚未成熟，因此对外力的抵抗防御能力较弱。青少年生长发育中的骨和软骨，与成人相比也显得软弱。骨的横径生长相对于骨周围肌腱发育较慢，所以骨的突起部位、肌肉肌腱附着部位都容易发生损伤。关节由骨和周围的关节囊、韧带组成。在韧带受到暴力损伤时，骨和软骨往往先出现损伤。青少年运动损伤最常见的是骨折，其次是扭挫伤；而高年龄组是软组织钝挫伤占首位，骨折占第二位。

2. 性别

　　黄种人男性身体内脂肪含量平均为体重的 13%，而女性的则高达 23%。在肌肉含量方面，女性的肌肉含量较男性的肌肉含量少，所以女性膝关节部位的运动损伤发生率比男性高。另外，女性上肢肘部外翻角常大于男性，而女性膝关节轻度内翻畸形比男性更多见，因此女性下肢力线的改变常造成膝、小腿肌肉的积累性劳损，出现疲劳性小腿部位疼痛的症状。女性激素分泌呈周期性，若月经紊乱，则会造成雌激素分泌低下，这是造成疲劳性劳损的原因之一。

3. 体格、技能

体内脂肪多、体重较重的人会影响其肌肉发达程度，故其身体的灵活性、耐力也相应较差，更易造成损伤，尤其在抵御暴力时，体重较重的人处于不利地位。肌肉之间的协调性也比较重要，特别是屈肌群与伸肌群肌力之比是一个很重要的因素，很多情况下会造成肌肉拉伤。技术不熟练的锻炼者也更易发生损伤，身材高大的运动员一般握力相对较弱，这类运动员发生损伤的危险度也有所增加。

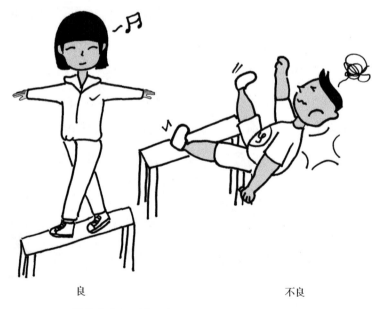

良   不良

肥胖青少年因协调性不良（不稳）导致的损伤

4. 其他

在身体状况不良（慢性疲劳、贫血、感冒、经期、睡眠不足等）的情况下，对意外事件缺乏敏锐的判断力和快速准确地自我保护反应能力，也可能导致运动损伤。

二、心理素质

从事冲撞型较强的运动（如足球）时，如果运动员注意力不集中或注意力集中持续时间不长、不能有效控制自身，发生损伤的危险性也会增加。心理素质较差、容易身心疲劳、情绪不稳定、易急躁、急于求成的青春期运动员，或在运动中因畏惧、恐慌或害羞而犹豫不决的人，过分紧张、高度兴奋的运动员也容易发生运动损伤。

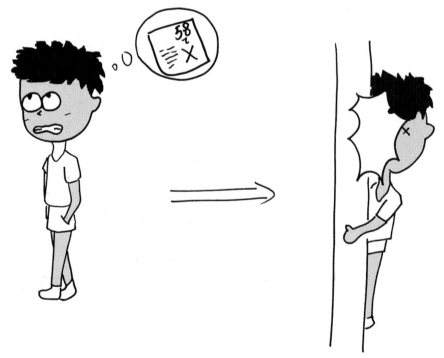

因注意力不集中引起的损伤

第二节　间接因素

一、运动方法的因素

1. 质的因素

有些体育锻炼者不考虑自己的身体条件而选择不适宜的运动项目，导致损伤的发生率提高。例如，年龄偏大的人进行足球运动，或试图采用蛙跳的方式来增强腰腿部肌肉力量，出现膝关节的损伤；进行柔韧性练习时，韧带肌肉被动训练过度会造成肌肉的牵拉伤。所以，青少年要科学地进行体育锻炼，并选择适合自己身体条件的运动项目。

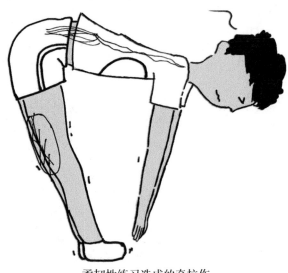

柔韧性练习造成的牵拉伤

2. 量的因素

过度训练是锻炼者接受的运动负荷过大致使机体不能够充分地恢复，主要表现为休息时心率加快、血压升高、睡眠质量不佳（失眠、多梦、易惊醒等）、食欲下降、体重减轻、无运动欲望、心情烦躁、易激怒、记忆力下降等。运动时间过长、运动量过大、运动频率过高等极易导致过度训练。过度训练是造成运动损伤的主要原因之一。如果过度训练纠正不及时，就会使人体免疫力下降，从而增加感染和慢性疲劳的发生率。

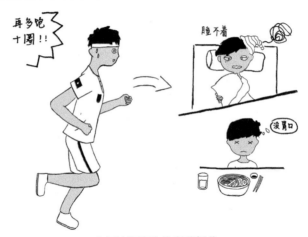

过度训练导致的疲劳损伤

运动前准备活动不当，既有质的因素，也有量的因素。主要有下列几种情况：一是不做准备活动或者准备活动不充分、时间不充足，神经系统和内脏器官都没有充分动员起来，导致身体协调性差，肌肉温度没有提高，伸展性欠佳，力量不能很好地发挥；二是准备活动内容安排不好，与运动项目的基本内容脱节，专项准备活动不充分；三是准备活动时用力过猛，违反了循序渐进的原则，失去了准备活动的意义。准备活动不充分是造成运动损伤的重要因素，因此准备活动的过程在保证量的同时也要保证质的提高。同时，整理活动也不容忽视。

二、环境的因素

1. 自然环境因素

光线不佳（过亮、过暗）、地面湿滑、气温过高、气温过低或气候潮湿等，也容易引起运动损伤。

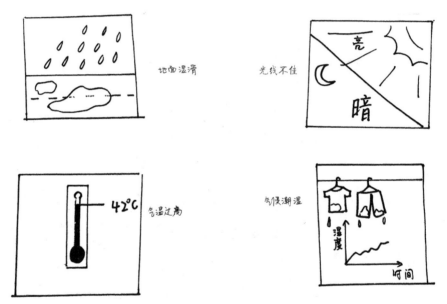

自然环境因素（光线不佳、地面湿滑、气温过高、气候潮湿等）

2. 人工环境因素

锻炼者使用劣质器械；运动服装和鞋子不合适；缺乏必要的防护器具（如护膝、护踝、护腿等器具）；运动场地不平坦或有杂物；器械安装不牢固；器械的高低、大小与轻重不符合锻炼者的年龄、性别和训练水平的特点等，以上这些因素都能造成运动损伤。

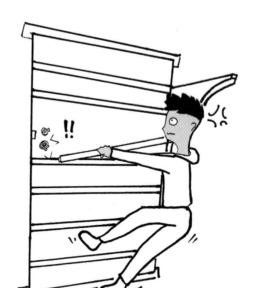

器械安装不牢固

三、诱发因素

诱发因素是在直接因素（如局部负担量过大、技术动作错误等）的作用下，促进或加强致伤的因素。

由于各项运动项目有不同的技术特点，人体各部位的负重量也不尽相同，因此，各运动项目都有导致人体受伤的可能性。例如，"网球肘"是练习者击打网球时技术不正确、网球拍大小不合适、网拍线张力不合适、肌肉用力不平衡导致的柔韧性下降、前臂伸肌肌腱收缩、紧张；若过多使用这些肌肉，则会造成这些肌肉起点的肌腱变性、退化和撕裂。"足球踝"是足部反复强力背伸使踝关节骨与骨之间直接相撞，长期刺激导致软组织瘢痕增生及骨刺形成，从而引起踝关节屈曲受限及疼痛。当运动负荷超出了人体所承受的生理负荷，尤其局部负担过重、练习过多地集中在某一部位时，机体就会产生疲劳，出现运动机能下降的情况。

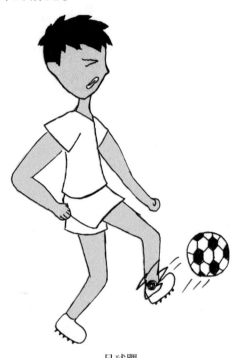

足球踝

　　了解了运动损伤发生的原因后，青少年就需要特别注意：在心情不舒畅、情绪不高、思想不集中、过于紧张、兴奋等状况下都暂时不要参加体育运动；运动场地、设备、服装、鞋等不符合某项运动项目的要求时，也尽量不要参加体育运动，以防损伤的发生。

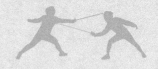

第三章

运动损伤的现场急救

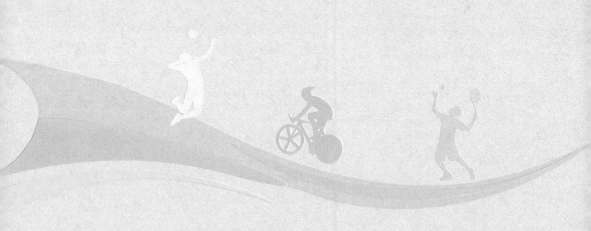

第一节　外伤出血性损伤的现场急救

平时，青少年在学校生活中经常会发生事故，主要是因为做事粗心大意，没有考虑到事情的严重性，或者未能权衡利弊。既然我们身边难免发生外伤出血的意外事件，那么院前急救就是一门必不可少的课程。所谓院前急救，是指掌握一定的急救知识，在遇到突发事件时及时有效地做出现场急救。我们一定要改变现场急救就是迅速把伤者送到医院去进行治疗的陈旧观念。实践证明，一些原本有希望救活的病人失去抢救机会，其原因就是忽视了现场急救的重要性，采用了先"送"后"救"的做法，而没有坚持先"救"后"送"的重要原则。及时有效的院前急救为挽救伤者的生命、防止伤者再损伤、减轻伤者痛苦和进一步诊治创造了条件。例如，外伤大出血病人必须先进行止血处理后再运送至医院，这样可减少失血性休克的发生及减轻休克程度。

因运动创伤引起的出血常会发生，开放性损伤所致的出血一般较容易判断，而闭合性损伤所致的内出血，尤其是体腔内出血，则容易被忽视。当急性出血达到机体总血量的 20% 时，伤员会出现头晕、口渴、面色苍白、心慌、气促、全身乏力等一

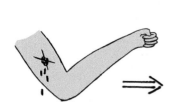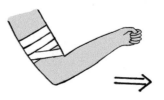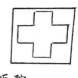

医院

受伤后先"救"后"送"

系列贫血的症状。当出血量达到 25% ～ 30% 时，就会发生休克进而危及生命。另外，在运动现场发生的难以控制的出血还会给伤员本人及围观者带来不良的心理影响。因此，运动中一旦发生出血情况，应立即在现场采取有效的止血措施。

按受损的血管不同，出血分为动脉出血、静脉出血、毛细血管出血和混合性出血等类型。不同的血管出血，处理原则和结果有所不同。动脉出血的血色鲜红，血常呈喷射状、间歇性地从伤口射出。动脉出血尤其是大动脉出血，流速快、流量大，若止血不及时，可迅速引起伤者死亡。静脉出血时，血色暗红，血从伤口持续性涌出。其出血速度虽相对缓慢，但大的静脉血管出血（如颈部血管、腹股沟部血管等），若不及时止血，也会有生命危险。毛细血管出血多见于皮肤表层擦伤，血呈点状渗出，正常人一般可自行止血。因运动损伤引起的出血，少有单一血管的出血，多为动脉、静脉混合性出血。

因此，应普及外伤大出血急救知识，这样在遇到紧急状况时，我们才能把伤害降到最低。对于外伤大出血应注意合理处理伤口，止血、避免感染是急救处理的要点。

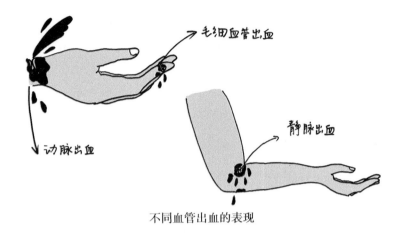

毛细血管出血

静脉出血

动脉出血

不同血管出血的表现

一、自我处理

　　自我处理的原则包括止血、保护伤口、抗感染。一般的少量出血可自行凝止。如果出血略多，可用干净的纱布、棉花、手帕和干净衣服等用力压迫出血处几分钟，然后在伤口处涂抹红药水或紫药水。如伤口周围有轻度污染，还可涂抹碘酒或酒精进行消毒，然后使用创可贴。在使用药水时应注意：红药水不能与碘酒用于同一部位，否则药水会失效，并产生有毒物质碘化汞；红药水也不能用于口腔内伤口；紫药水因收敛作用较强，结痂快，不宜用于活动较多的关节部位；脸部不宜使用紫药水；碘酒和酒精都有较强的刺激性，不能直接涂于伤口之上；酒精浓度不能过高或过低，以 70% ～ 75% 为宜。消毒时，沿着伤口的边缘由内向外擦，注意不要将药水涂入伤口内。

　　凡伤口面积大、出血多、污染重（特别是面部皮肤嵌入脏东西时），一定要到医院去处理，否则愈合后的伤疤可能较大。

二、止血

（一）止血法分类

人体出血过多会危及生命，当损伤较重、出血较多时，应先止血，然后处理伤口。急救常用的止血法有以下几种。

1. 指压止血法

指压止血法是用手指压迫出血的血管上部（近心端），用力压向骨的方向，以达到止血目的的方法。此方法适用于头部、颈部和四肢外伤出血的临时止血。

（1）同侧前额或颞部出血：指压颞浅动脉

操作：用拇指指腹在耳门前上方约一指宽处，摸到动脉搏动后，将其压迫在头部颞骨上。额部血管丰富，若单侧压迫止血效果不好，可同时压迫双侧血管。

（2）同侧面部出血：指压颌下动脉

操作：用拇指指腹在下颌骨的下缘与咬肌（咬紧牙关即可摸到）的前缘摸到动脉搏动后将其压迫在下颌骨上。面部血管亦较丰富，若双侧压迫，止血效果更好。

（3）同侧肩部及上臂部出血：指压锁骨下动脉

操作：用拇指指腹在锁骨上窝内1/3处摸到动脉搏动后，向下对准第一肋骨，压住锁骨下动脉。

（4）同侧前臂及上臂部出血：指压肱动脉

操作：用食指、中指、无名指三指的指腹在上臂内侧中部摸到动脉搏动后，将其压迫在肱骨上。

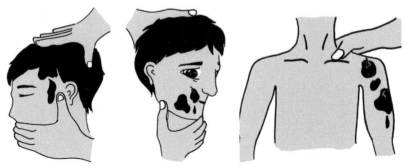

头部止血、面部止血、肩部及上臂部止血示意图

（5）同侧下肢出血：指压股动脉

操作：用手指指腹在大腿根部、腹股沟中间稍下方摸到动脉搏动后，双手拇指重叠将其压迫在耻骨上支上。

（6）同侧足部出血：指压胫前和胫后动脉

操作：用拇指指腹和食指指腹在小腿远端的前方和内踝后方摸到胫前和胫后两动脉搏动后，将其压迫在胫骨上。若摸不到胫前和胫后动脉搏动，也可在足背摸到足背动脉将其压向踝关节距骨。

（7）手掌出血

操作：抬高患肢，压迫手腕部的尺、桡动脉。

（8）手指出血

操作：抬高患肢，用食指、拇指分别压迫手指掌侧的两侧指动脉。

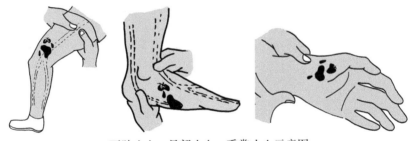

下肢止血、足部止血、手掌止血示意图

2. 止血带（弹力带）止血法

止血带（弹力带）止血法适用于四肢发生大出血的情况。常用的止血带有橡胶管、橡皮管等，急救时若无现成的止血带，也可以用毛巾、宽布条、橡皮带甚至长的尼龙丝袜等替代。此法止血效果虽好，但易造成远端肢体的缺血性坏死，因此，此法只在其他方式无法止住的严重出血时才使用。

操作：抬高患肢，然后用止血带或替代品，尽可能靠近出血部位的近心端，垫上 4 ～ 5 层软布进行捆扎，包扎的松紧度以肢体远端呈蜡白色为度。患肢每隔一小时放松 2 ～ 5 分钟，最长不超过 15 分钟。放松时，应压迫伤口，以防失血过多。

远途运送病人时，应在止血带上标明捆绑的时间，以方便护送人员途中松绑。

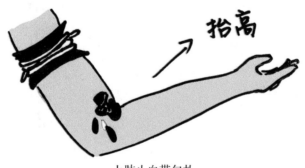

上肢止血带包扎

3. 屈肢加垫止血法

屈肢加垫止血法适用于同侧前臂、手、小腿和足出血。

操作：当前臂或小腿出血时，可在肘窝、腘窝内放上纱布垫、棉花团或毛巾、衣服等物品，屈曲关节，用三角巾、绷带或领带等做"8"字形固定。骨折、骨裂或关节脱位者禁用此法。

4. 冷敷法

冷敷法指用冰袋外敷或冷雾剂喷雾止血的方法，常用于表浅的闭合性软组织损伤的止血。冷敷法通常与加压包扎同时使用。

5. 抬高患肢法

抬高患肢法是指将出血部位抬高至高于心脏10厘米或以上的位置，以降低出血部位血管的压力，减慢出血速度的止血方法。此法只可以作为其他止血方法的辅助手段应用。

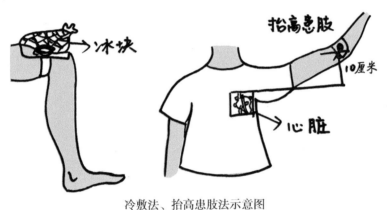

冷敷法、抬高患肢法示意图

（二）止血法注意事项

指压动脉止血法虽是一种最迅速、简便、易行、有效的外伤止血法，但因手指容易疲劳不能持久，只能作为临时止血方法，转送医院若需较长时间，应改用止血带止血法或屈肢加垫止血法。在使用止血带时，应注意：

1）快：动作快、抢时间。

2）准：看准出血点，准确用好止血带。

3）垫：垫上垫子，不要直接包扎在皮肤上。

4）上：包扎在伤口上方，禁止包扎在伤口处。

5）适：松紧适宜，以脉搏停跳且指甲不变色、橡皮带变色足够为宜。

6）标：加上红色标记，标明使用止血带时间。

7）放：每隔一小时放松止血带一次，每次放松不超过15分钟，并用指压法代替止血。

进行了有效的止血急救处理后，应立即将伤者送医院进行彻底治疗。

（三）常见出血急救误区

流鼻血的时候不要把头放置在两膝之间，更不要向后仰，后者尤其危险，因为血液会随着呼吸进入肺部或流入胃中，引起呛咳或呕吐。流鼻血的正确止血方法是头部保持正常竖立或稍向前倾的姿势，按住鼻翼两侧（注意：不是架眼镜的地方，而是靠下一点），就好像你闻到了异味而捏紧鼻子那样，而且一定要牢牢地按住10分钟。对于一般人来说，他们每3秒左右就要将手拿开看看血还流不流，这个方法就失去了效用。因此，这种方法只适用于偶尔鼻子出血的人。经常性鼻出血要进行相应的药物治疗。若有条件的话，立即用冷水浸湿毛巾，轻轻冷敷在颈

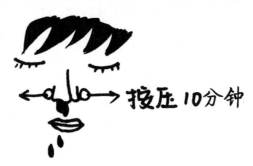

青少年鼻出血止血示意图

部，控制住鼻子的出血；也可以用小冰袋轻轻按压在鼻翼两侧，有立即止血之效。

第二节　骨折的现场急救

　　在一个风和日丽的下午，小华班和小文班的足球比赛正在进行。全场表现最为抢眼的就是小华，他的几个精彩扑救成功地守卫了班级的球门。到了伤停补时阶段，小文班的攻势更加猛烈，一个禁区外的抽射被小华单掌托出，结果小文班的前锋上前补射，小华顽强地站起身扑向那个球。这时意外发生了，小华伸出去扑球的手臂被对方前锋死死地踩在脚下；一声惨叫震惊全场，小华手腕骨折了。

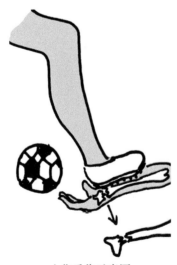

小华受伤示意图

　　为了避免骨折的发生，我们应该做些什么呢？首先让我们了解一下骨折发生的原因吧！

运动造成骨折的同时，往往还会合并身体其他组织器官的损伤，严重损伤如心跳和呼吸骤停、休克、大出血、气胸、颅脑损伤等，严重者会危及生命。为了尽量减少骨折的发生，我们应该对骨折有充分的认识。

一、骨折发生的原因

骨折发生的原因主要有以下三种。

1. 直接暴力

暴力直接作用于骨骼某一部位而致使该处骨折，常伴有不同程度软组织的破坏。如上述小华的受伤，就是被踩在手臂处而发生的骨折。常见的还有胸部撞击在器械上导致的肋骨骨折、膝关节跪地引起的髌骨骨折等。

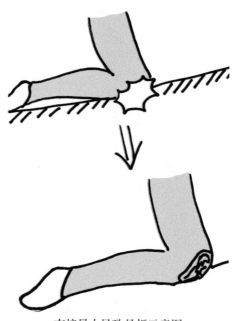

直接暴力导致骨折示意图

2.间接暴力

间接暴力作用时是通过纵向传导、杠杆作用或扭转作用使远处发生骨折，如从高处跌落、足部着地时，躯干因重力关系急剧向前屈曲，胸腰脊柱交界处椎体受压而发生压迫性骨折（传导作用）；快速奔跑时不慎跌倒手撑地导致腕骨骨折等。

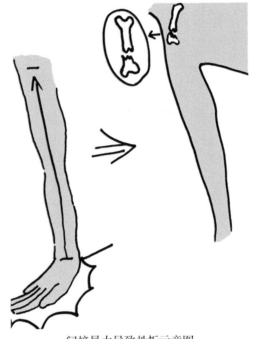

间接暴力导致骨折示意图

3.积累性劳损

长期、反复、轻微的直接或间接损伤可导致肢体某一特定部位骨折，如长距离越野赛或过度训练易使第二、三跖骨和小腿外侧腓骨下 1/3 处骨折。

除了上述原因之外，骨骼本身的疾病也会引起骨折，如骨结核、骨肿瘤等，即使在轻微外力的作用下，也可能发生骨折。此类骨折又称病理性骨折，在青少年和运动员中较少发生。

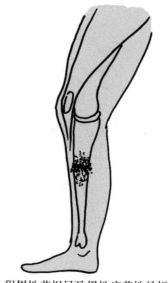

积累性劳损导致慢性疲劳性骨折

二、骨折的表现

骨折有以下几种表现形式。

1. 休克

较重的骨折可使伤者因出血过多或剧痛而休克。

2. 剧痛

由于骨折损伤骨膜，疼痛加剧，引起肌肉痉挛。

3. 局部出血引起的血肿

由于软组织损伤，血管破裂，局部充血，引起血肿。

4. 功能障碍

由于骨折引发疼痛，骨骼的杠杆和支撑作用丧失，从而使人体失去正常功能。

5. 畸形

骨折部位的移位和肌肉保护性强力收缩，使肢体变长、缩短或成角等。

6. 压痛或震痛

骨折后伤处有明显压痛，在远离骨折部位轻轻叩击患肢时有震痛，若沿伤骨的纵轴、横轴挤压时有挤压痛。

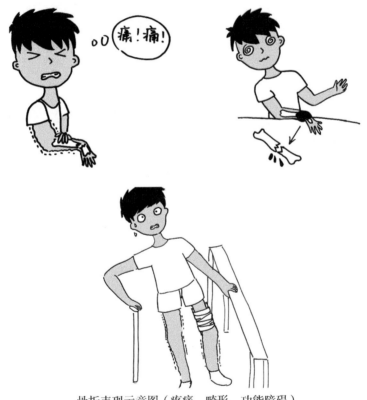

骨折表现示意图（疼痛、畸形、功能障碍）

三、骨折急救的方法

骨折急救的主要措施是抗休克、临时固定和搬运。

1. 保持现场安静

令伤者平卧、头稍低，注意保暖、止痛、止血。凡有出血应先止血，一般采用局部加压包扎。如遇伤者昏迷可掐、点人中、合谷、百会、涌泉等穴位，伤者无意识和无呼吸时可进行人工呼吸及输氧。

2. 遇到开放性骨折

切忌将刺出皮肤的断骨推回伤口。此时应迅速止血，并将伤口进行消毒处理，然后覆盖敷料包扎。

3. 固定

若无把握复位，只作固定，根据骨折部位选用适宜的夹板将骨折肢体加以固定，尤其脊柱骨折易危及生命，切勿随意搬动，应送医院处理。常见骨折的固定方法如下。

（1）锁骨骨折

用T形木板固定，伤臂用三角巾或毛巾悬吊于胸前。

（2）上臂骨折

用一块长度从腋下至肘部的木板放置于伤臂的内侧，用一块长度从肩膀至肘部的木板放置于伤臂的外侧，再用两条宽绷带把木板上下部绑好，然后屈肘90°，用布带把上臂固定于胸侧。

（3）前臂骨折

用两块长度从肘部到手部、宽度与前臂相当的木板，分别放置于伤者前臂掌侧和背侧，再用三条宽带把上、中、下部绑好，然后屈肘90°，用布带把上臂固定于胸前。

（4）小腿骨折

用两块长度从大腿下部至足跟的木板，分别放置于小腿

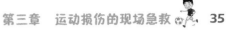

内、外侧，再用宽绷带分别在膝上、膝下和踝部绑好木板。

（5）脊柱骨折

先将侧卧或仰卧位的伤者四肢理直，上肢贴于胸壁两侧，再把木板放置于伤者的一侧，两人蹲在伤者的另一侧，一人在伤者肩膀旁，另一人在伤者髋部旁，两人分别扶住患者的肩部和髋部，用整体移动的方法将伤者放置到木板上，使伤者仰卧位。如果骨折发生在颈部，还应增加一人蹲在伤者头顶旁，并双手扶住其头部，使头部保持在中立位（无偏移和旋转），将卷起的衣服放置于头颈两侧固定头部，同时在腰、颈下垫上一小卷软布则更好。

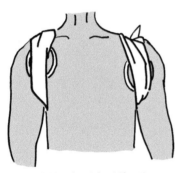
a. 锁骨骨折固定（前面）

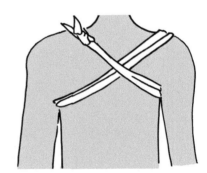
b. 锁骨骨折固定（后面）

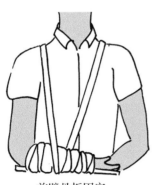
c. 前臂骨折固定

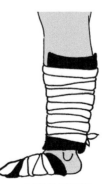
d. 小腿骨折固定

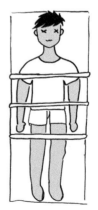
e. 脊柱骨折固定

各部位骨折固定方法示意图

四、注意事项

1. 开放性骨折

开放性骨折应首先给伤口进行初步消毒，然后再用消毒纱布和绷带包扎。

2. 开放性骨折若有较大的出血

开放性骨折出现大出血应按照外出血的止血法进行止血。

3. 开放性骨折经包扎固定后

开放性骨折经包扎固定后，应迅速送医院，争取在 6 ～ 8 小时内做清创手术。

4. 开放性骨折若骨折断端已戳出创口外

开放性骨折的骨折断端戳出创口外宜用纱布保护。

5. 骨折伤者搬动时

骨折伤者搬动时不应引起疼痛和骨折移动，尤其是脊椎骨折，务必使躯干保持伸直位，不得有任何脊柱弯曲或扭转动作，否则会损伤脊髓或加重脊髓损伤，造成严重后果。

6. 昏迷伤者

对于昏迷的伤者应用侧卧位，头枕于同侧前臂，使口鼻朝下，这样既不影响呼吸，又能顺利地排出口腔中的分泌物。

五、常见误区

胫骨压迫综合征，是过度奔跑和行走引起的胫骨肌肉拉伤，炎症和疼痛是机体修复这一损伤过程中的反应，亦称胫骨纤维炎。很多人缺乏对此症的认识，认为是自己平时锻炼少才造成的肌肉疼痛，反而会加大运动量。宾夕法尼亚州克莱瑞恩大学的运动教练吉姆·桑顿提醒：胫骨纤维炎意味着肌肉已经失去平衡，此时正确判断自己的病情是关键。如果继续加重对肌肉的牵拉，损伤就无法得到恢复。假如青少年在跑步过程中感到疼痛加剧，就要缩短运动时间，否则就会演变成压迫性骨折。

第三节　脱位的现场急救

关节脱位是在平时锻炼中常发生的身体损伤之一。比如玩闹时的嬉戏拉扯，激烈篮球比赛中两个力量悬殊的同学瞬间的肩膀碰撞，都可能造成肩关节的脱位；当路面不平坦时不小心的扭伤等也有可能引发身体不同部位的关节脱位。除非是专业的救护人员，否则一般人从表面上很难发现其潜在问题。有些人在遇到紧急情况时不是采取正确的院前急救措施，而是胡乱地进行关节脱位的手法整复，这样不仅不能准确地判断伤者的损伤程度，还有可能让伤者留下隐患，如习惯性关节脱位等。那么，如何才能在关节脱位的紧急情况下应付自如呢？青少年到底该做些什么呢？

掌握关节脱位的急救措施在我们的生活中十分必要。但是关节脱位到底是一种怎样的损伤呢？关节脱位又称脱臼，是指构成关节的上下两个骨端脱离了正常的位置，发生了错位，

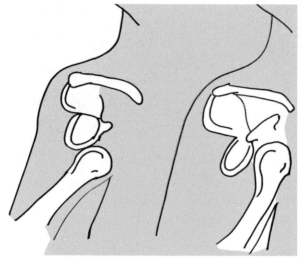

肩关节脱位示意图（盂下脱位、盂前脱位）

多为暴力作用所致，以肩、肘及手指关节最为常见。关节脱位的表现有：一是关节处疼痛剧烈（习惯性关节脱位无此现象）；二是关节的正常活动丧失；三是关节部位出现畸形（异于常态）。一旦发生关节脱位，应让伤者受伤的关节安全地固定在伤者感到最舒适的位置。脱位时间越长，复位越困难，所以应尽可能在进行妥善固定后，迅速就医。需要注意的是，在为伤者脱衣服时，应先脱健康一侧，再脱受伤一侧；穿衣服时刚好相反。青少年只有了解了这些知识，才能在遇到紧急情况时做出正确的反应。

一、关节脱位的表现

关节一旦脱位会出现疼痛、肿胀、功能丧失、畸形（如肩关节的"方肩"、肘关节的"肘三角"异常）等，严重时常伴有神经、血管、软组织和骨的损伤，故易引起伤者休克。

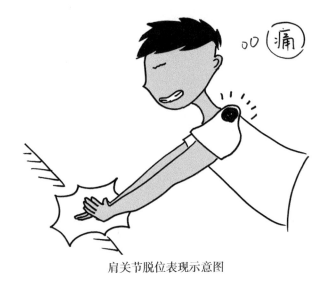

肩关节脱位表现示意图

二、急救方法

遇到关节脱位时，应令伤者静卧，并注意保暖。如果伤者出现休克应及时采取急救措施，令其平卧，头稍低；凡有出血者应先止血，一般采用局部加压包扎，然后将脱位关节保持原位或稍加牵引固定（同前面止血和骨折固定方法），并迅速送医院处理。

三、注意事项

1）学生遇到自己或其他同学出现关节脱位时，只能做临时固定，不可随意做整复处理，否则易加重伤情，影响关节以后的功能恢复。

2）固定后尽快送医院处理，争取尽早恢复。

第四节　心脏骤停

在 2016 年伦敦马拉松比赛中，一位 42 岁的男性参赛者倒在了马拉松的后半程。同年，在北卡罗来纳州的马拉松比赛中，两位男性参赛者（分别为 30 岁和 35 岁）也不幸倒在了临近终点处。在 2017 年的北京马拉松赛中，共有 6 人由于突发心脏病而被送医治疗。

心脏骤停是指心脏功能突然终止，大动脉搏动与心音消失，重要器官（如脑）严重缺血、缺氧，导致生命终止。这种出乎意料的突然死亡，医学上又称猝死。若呼唤病人无回应，压迫眶上、眶下无反应，即可确定病人已处于昏迷状态。再注意观察病人胸腹部有无起伏呼吸运动。若触颈动脉和股动脉无搏动，心前区听不到心跳，可判定病人已有心脏骤停。

心脏骤停一旦发生，如得不到及时抢救复苏，4 ～ 6 分钟后会造成病人脑及其人体重要器官组织的不可逆损害，因此，心脏骤停后的心肺复苏（cardiopulmonary resuscitation，CPR）必须在现场立即进行。通俗地讲，心肺复苏就是当病人呼吸和心脏骤停时，用人工呼吸和胸外按压进行抢救的一种技术。一般在正常室温下，心脏骤停 3 秒之后，人会因脑缺氧感到头晕；10 ～ 20 秒后，人会意识丧失；30 ～ 45 秒后，瞳孔会散大；1 分钟后呼吸停止，大小便失禁；4 分钟后脑细胞就会出现不可逆转的损害。如果心脏骤停 6 分钟或者时间更长，人的存活率仅有 4%。因此，急诊科医生指出，在救护车赶来之前，心脏骤停的黄金抢救时间应在 4 分钟内，如果身边的人能在 4 分钟内对其进行心肺复苏，将大大提高病人的生还概率。

一、心肺复苏（CPR）的操作步骤

1. 评估环境的安全性

确定所要施救的环境是否安全。

2. 意识的判断

用双手轻拍病人双肩，问："喂！你怎么了？"观察病人有无反应。

3. 检查呼吸

如上一步骤无反应，观察病人胸部起伏 5 ～ 10 秒（口中默念"1001、1002、1003、1004、1005、1006、1007"），看病人有无呼吸。

4. 呼救

如病人无呼吸，大声呼救："来人啊！拨打 120！叫救护车和找除颤仪！"

5. 判断是否有颈动脉搏动

一手中指和食指并拢，以喉结为标志，沿甲状软骨向靠近急救人员一侧滑行至胸锁乳突肌内处，用力不能太大，时间为 5 ～ 10 秒（口中默念"1001、1002、1003、1004、1005、1006、1007"）。

6. 摆正体位

将病人躯体理成一条直线，松解其衣领。

7. 胸外心脏按压

胸外心脏按压两乳头连线中点（胸骨中下 1/3 处），用左手掌跟紧贴病人的胸部，两手重叠，左手五指翘起，保持肘关节伸直，按压时双臂垂直向下，用上身力量用力按压 30 次（按压频率至少为 100 次 / 分，按压深度至少为 5 厘米），按压与放松比例为 1：1。

8. 清除异物，打开气道

头偏向一侧，用手指（婴儿用小指）清除病人口咽部异物，注意速度要快，取下假牙。一只手抬起病人下颌，另一手将头后仰（下颌角与耳垂连线应与床面垂直）。

9. 人工呼吸

（1）人工口对口呼吸

病人取仰卧位，抢救者一手放在患者前额，并用拇指和食指捏住患者的鼻孔，另一手握住病人下颌使头尽量后仰，保持气道开放状态，然后深吸一口气，张开口以封闭病人的嘴周围（婴幼儿可连同鼻一块包住），向病人口内连续吹气 2 次，每次吹气时间为 1～1.5 秒，吹气量为 1000 毫升左右，直到胸廓抬起，停止吹气，松开贴紧病人的嘴，并放松捏住鼻孔的手，将脸转向一旁，用耳听有否气流呼出，再深吸一口新鲜空气为第二次吹气做准备。当病人呼气完毕，即开始下一次同样的吹气。如病人仍未恢复自主呼吸，则要进行持续吹气，成人吹气频率为 12 次 / 分。但是要注意，吹气时吹气容量相对于吹气频率更为重要，开始的两次吹气，每次要持续 1 ～ 2 秒，让气体完全排出后再重新吹气。

（2）应用简易呼吸器

一手以"CE"手法固定（指的是一种单手执面罩通气的手法，因为其手形关系，在扣面罩时大拇指与食指组成"C"形将面罩压向口鼻，另三指呈"E"形托起下颌，因此得名为"CE"手法）。另一手挤压简易呼吸器，每次送气 400 ～ 600 毫升，频率为 10 ～ 12 次 / 分。

10. 持续 2 分钟的高效率的 CPR

以心脏按压：人工呼吸 =30 ：2 的比例进行，操作 5 个周期（以心脏按压开始送气结束）。

11. 判断复苏是否有效

听病人是否有呼吸音，同时触摸是否有颈动脉搏动。

12. 整理病人，给予进一步生命支持

速送至医院！

二、提高抢救成功率的主要因素

1）将重点继续放在高质量的 CPR 上。

2）按压频率至少为 100 次 / 分（区别于以往的大约 100 次 / 分）。

3）胸骨下陷深度至少 5 厘米。

4）按压后保证胸骨完全回弹。

5）胸外按压时最大限度地减少中断。

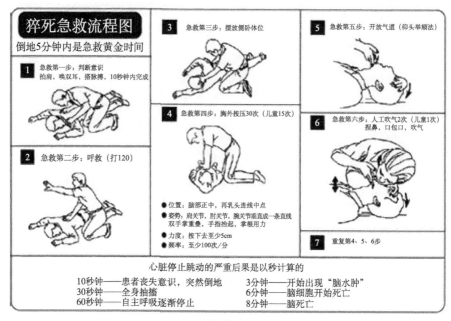

心肺复苏流程图

（引自网络：模拟人猝死急救措施，发布时间：2015-07-17，来源：益联医学）

6）避免过度通气。

三、注意事项

1.口对口吹气

口对口吹气量不宜过大，一般不超过 1200 毫升，胸廓稍起伏即可。吹气时间不宜过长，过长会引起急性胃扩张、胃胀气和呕吐。吹气过程要注意观察病人气道是否通畅，胸廓是否被吹起。

2.胸外心脏按压术的施行

只能在病人心脏停止跳动时才能施行。

3. 口对口吹气和胸外心脏按压应同时进行

严格按吹气和按压的比例操作，吹气和按压的次数过多和过少均会影响心肺复苏的成败。

4. 胸外心脏按压的位置必须准确

胸外心脏按压的位置不准确容易损伤其他脏器。按压的力度要适宜，过大过猛容易使胸骨骨折，引起气胸、血胸；按压的力度过轻，胸腔压力小，不足以推动血液循环。

5. 病人衣着处理

施行心肺复苏术时应将病人的衣领扣解松，以免引起内脏损伤。

2015 年底，美国心脏学会（American Heart Association，AHA）发布了新版 CPR 急救指南，与旧版急救指南相比，主要变化就是按压与呼吸的频次由 15 ∶ 2 调整为 30 ∶ 2。

第五节　急性闭合性软组织损伤

闭合性软组织损伤是软组织损伤的一种。受钝力作用，肌肉猛烈收缩，关节活动超越正常范围或劳损等会引起闭合性软组织损伤。损伤无裂口，常见的有挫伤、肌肉拉伤、关节韧带拉伤等。

PRICE（protection、rest、ice、compression、elevation 的简称，指保护、休息、冷敷、加压包扎、抬高患肢）的急性软组织处理方案组合，在继续损伤最初 4～5 天效果优于其他方式。随着运动医学的发展，PRICE 不能体现早期康复介入，已经无法满足伤者更快回归正常生活的需要，于是新的处理思路——POLICE（protection、optimal loading、ice、compression、elevation 的简称，指保护、最适负荷、冷疗、加压包扎、抬高患肢）应运而生。

一、保护

保护是指在急性闭合性软组织运动损伤后的短时间内，应尽量减轻损伤部位的负荷，避免较早较快的移动或运动，防止二次损伤。

二、最适负荷

对于受损部位，没有适当的生物力学的应力刺激，伤口附近的组织很难规则地排列，最后可能导致受伤部位恢复不到原有的状态；而机械力学疗法可以通过力学负荷刺激促进细胞的反应，继而加快组织结构的重塑，帮助受损的结构重建、形态和力量恢复。

三、冷疗

冷疗是处理急性闭合性软组织损伤的早期关键措施。伤后 24 ～ 72 小时，冷疗可以使局部血管收缩从而减少出血和渗出，减弱炎症反应，减轻由于出血和渗出引起的疼痛和肿胀。早期功能康复中冷疗的应用可以有效减轻疼痛、肿胀、痉挛和神经抑制，还可以帮助伤者更早地开始功能康复训练，还可让伤者在一定程度上耐受更大的负荷。

在受伤 24 小时内，每 1 ~ 2 小时可以进行冷疗 15 分钟，48 小时后频率可减小。

四、加压包扎

绷带的加压包扎可以增加组织间隙的压力，减少损伤部位的血流量，从而减少出血和肿胀。

注意：加压包扎可以在冷疗过程中或冷疗后进行，应从损伤部位的远端向近端牢固包扎，包扎时每层绷带应该有部分重叠，松紧适度，不要过紧，以免引起疼痛；在加压包扎时还应注意皮肤的颜色、温度和损伤部位的感觉，保证绷带包扎没有压迫神经或阻断血流，24 小时后可拆除加压包扎。

五、抬高患肢

将患肢置于高于心脏水平的位置，这有助于减少损伤部位的血流量，加速静脉血和淋巴液回流，从而减轻肿胀和局部瘀血。

加压包扎和抬高患肢相结合，可以有效降低损伤部位的血流量，减轻肿胀。

第四章

青少年常见运动性
病症的处理

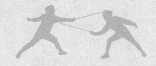

运动性病症，是指在运动或比赛过程中由于安排不合理而出现的疾病或者机能异常。常见的有过度训练综合征、肌肉痉挛、昏厥、运动中腹痛、运动性高血压、运动性血尿、中暑、运动性贫血等。运动需要循序渐进，避免突然增大运动量，尤其不要突然加大运动强度。运动时，场地条件、气象变化也对运动者身体健康有很大影响，同时还要注意营养全面、卫生的膳食补充。

 第一节 过度训练综合征

一、症状表现

小浩，13 岁，爱打篮球，经常和朋友一起打球。一天，小浩又和朋友相约打球，由于玩得尽兴，从下午三点开始连续打球三个小时后，小浩感觉腿发软、反应速度减慢、呼吸急促、心慌；身旁的伙伴也发现小浩脸色发白，大汗淋漓，步态紊乱，叫他接球时十分迟缓，所以就散场回家了。回到家中，小浩感觉到胸闷加重，恶心、呕吐、脚步沉重，然后就去卧室休息。小浩的妈妈发现他脸色苍白、大汗不止，调了一杯葡萄糖水给他，让他好好休息。

现在，青少年经常出现在运动场上，其运动时间也有所延长。但是，在潇洒运动的时候，他们往往没有意识到透支体力对身体的伤害，只顾一时之快，忘记了身体所能承受的负荷，身体因此埋下隐患。青少年盲目狂热地运动，轻则导致疲乏、腿痛、心慌；严重时可导致胸痛、恶心、呕吐等，而且这种伤害存在的时间较长，难以根除。运动性疲劳的形成，一方面是由于运动时物质能量消耗过多；另一方面是由于酸性物质在体内储存过多，造成体内环境失调，中枢神经系统受到损害，各方面功能下降。运动性疲劳最直接的影响就是使青少年注意力不集中，学习效率下降，伤害身心健康，扰乱正常的生活秩序。

在日常的运动过程中，如果青少年进行爆发力强、动作幅度大以及频率高的运动，日积月累，可能会导致身体负荷增加，产生一些生理变化，诸如短时间运动若有头部沉重、全身倦怠无力、口干、常打哈欠、肩酸、呼吸急促、精神涣散、注意力不集中等症状，就意味着运动过度，形成了运动性疲劳。此时如果青少年没有得到及时的恢复，则易导致疲劳过度；或者当发生运动性疲劳时没有及时地进行调整，继续保持原有的运动，使疲劳程度加深，导致力竭；这些都会使运动性疲劳变成一种病理现象，从而对健康产生不良影响。

所以，在运动过程中青少年要注意预防运动性疲劳，一旦出现疲劳要及时进行处理，应根据自己的身体素质，搭配合理营养的膳食、安排适量的运动时间、循序渐进、适可而止。如果出现上述症状，应根据疲劳的产生机理，分析原因，并运用一些消除疲劳的方法，使机体快速有效地得到恢复。

二、应对措施

人们总是说在事情发生前采取措施是最有效的办法。因此，预防运动性疲劳是必要的，而且运动性疲劳本身也是可以避免的。预防运动性疲劳，一个很重要的措施就是安排合理、循序渐进的运动计划，避免突然强化锻炼，把充分恢复作为运动的重要组成部分，注意运动负荷与恢复的协调统一。当运动性疲劳发生时，青少年应该根据自身的身体状况，调整运动计划，包括运动频率、强度等，尤其是要保证有足够的休息时间，建立良好的生活制度，并使营养跟得上身体的需要。

1. 适量运动是前提

可以一周锻炼 3 ～ 5 次，每次时间为 1 ～ 2 小时，采取锻炼一天、休息一天的训练方式，让肌肉得到休息和恢复。每次运动后，青少年可以通过慢跑或进行温水浴使肌肉放松，促进机体血液循环和代谢产物的排出。

2. 良好的睡眠是保障

睡眠是消除疲劳的较好方法之一。睡眠时间一般每天不少于 8 小时。充足的睡眠可以调节神经系统机能状态，为运动提供保证。

3. 合理营养是基础

运动后，青少年应补充高热能和高蛋白物质，补充足够的维生素 B、维生素 C、无机盐及水，尽量多吃新鲜蔬菜、水果等。补充机体在运动中大量失去的物质，可以更好地消除疲劳及恢复机体体能。

三、如何运动更健康

1. 了解身体状况

运动后，青少年要多留意一下自己身体是否有不适，诸如酸痛、精神不振、恢复周期增加等，这些都是值得警惕的问题，提醒青少年身体"超支"了，此时要注意锻炼方法的调整和补充必要的营养。

2. 树立正确观念

规律运动必不可少，起步永远不会太迟，而进步永远不会很快，循序渐进的观念十分关键。和学习一样，成绩提升不可能在几天努力之后就立竿见影，而是需要一个持续的过程。

3. 注意劳逸结合

运动后要注意休息，切忌连续剧烈运动。超负荷的运动只会给自己的健康带来伤害；劳逸结合，给身体一个缓冲放松的时间，对锻炼身体会起到事半功倍的效果。

第二节　运动中腹痛

上初二的小涛，擅长中长跑，在学校秋季运动会上参加1000 米赛跑。其他同学都积极地做准备运动，而他自信地喝着冷饮，随便活动了下腿脚就进入赛场。随着时间的推移，很多同学因坚持不住退场了，但小涛始终保持第一。突然小涛感到右上腹部一阵疼痛，不得不深呼吸，放慢脚步，用手按压住腹部，但疼痛依然没有减轻。渐渐地，他不得不弯腰才能减轻腹部的剧烈疼痛，最后不得已放弃了比赛。没给班级赢得荣誉，小涛很遗憾，但更让他不能理解的是怎么自己好端端的就腹痛了。这是怎么造成的呢？

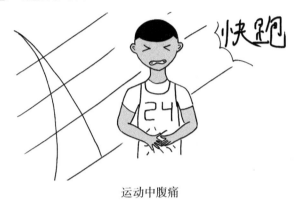

运动中腹痛

一、腹痛的原因

在没有预兆的情况下，许多青少年像小涛一样出现过运动中腹痛。由于缺乏一些基本的运动常识，青少年可能因此出现一些不必要的担忧与困扰。运动中腹痛是比较常见的运动性病症，是机体由于运动而引起或诱发了腹部疼痛，以长跑、竞走、自行车等项目发生较多。运动中腹痛的原因极为复杂，不单有运动引起机能失调和肝脾瘀血等原因，还可能因为个体有腹部内科疾患，例如，可能是慢性病因激烈运动导致急性发作，或由于运动时发生了急腹症等。因此，需要对此问题认真对待、及时鉴别诊断、妥善处理、防止意外的发生。不同原因所导致的腹痛的感觉是不一样的，所以要采取的处理措施也不尽相同。一旦运动中腹痛出现，首先应立即放慢速度和减小运动强度，调整呼吸和运动节奏。

运动中腹痛是指在运动过程中或运动结束后腹痛。一般是右上腹痛，多发生于长距离跑步中。造成运动中腹痛的原因主要有胃肠痉挛和肝脾瘀血。运动中腹痛多属于功能性的，出现时可用手压住患部，减慢跑速、加深呼吸、调整呼吸与运动的节奏，坚持跑下去，过一会儿就会好转。若疼痛仍不减轻，反而加重，此时应立即停止运动，进行检查，找出原因，酌情处理。

为了提高心肺功能水平、保持良好的运动状态、拥有强健的体魄，青少年应该怎么做才能避免发生运动中腹痛，让自己在运动中更从容呢？

二、如何预防

为了防止运动中腹痛，青少年应在运动前充分做好准备活动，注意循序渐进地加大运动量，量力而行，用科学的方法进行锻炼；此外，还要配合全面的膳食作为保障。

1.循序渐进的科学训练原则

循序渐进地增加运动负荷，加强身体综合训练，提高心肺功能。良好的心肺功能可使运动中肝脾血液流动加快，腹痛产生的概率相应减少。运动中，青少年还要注意调整呼吸节奏，合理安排跑速，遵循三跑一吸、三跑一呼，或者适合自己的呼吸规律，记住用鼻呼吸而不要张嘴呼吸，避免呼吸肌疲劳。

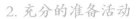

2. 充分的准备活动

准备活动充分能加快体内代谢过程，提高神经系统兴奋性、灵活性，保证器官系统协调合作，使机体尽快进入运动状态，可以避免运动过快时胃肠缺血、缺氧发生胃肠痉挛而导致的腹痛。

3. 合理安排饮食

青少年在运动前不要吃得太饱或者饮水过多，特别是运动前不要大量喝冷饮，也不能空腹参加运动。饭后需经过 1～2 小时的休息再进行活动；同时运动前避免吃容易产气或难消化的食物，如豆类、薯类等。

三、怎样运动更健康

1. 饭后一小时后再进行运动

饭后立即运动，易造成腹痛。饭后运动时，四肢血流量增加，会影响胃肠的血液供应和胃液的分泌，导致消化不良。同时饭后胃体积变大，立即进行运动会造成胃下垂，影响运动的成效。

2. 夏季运动后要适当补充盐分

夏季运动后，大量出汗很容易引起体内水分、盐分的丢失，体内盐分丢失过多使腹肌痉挛会造成腹痛。补充盐分，以少量多次为宜，比如在进行高强度体育活动时，最好每隔一段时间就喝一点淡盐水，每次不要喝太多，喝的时候最好一口一口地喝，不要大口喝，否则反倒会使身体流汗。

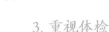

3. 重视体检

患有腹腔脏器慢性疾病的人，要在医生的指导下进行适当的医疗体育运动，不宜盲目运动。

第三节 肌肉痉挛

小杨是一名高中男生，平时喜欢运动，对游泳和篮球"情有独钟"。冬季运动会上，他毫不犹豫地参加了游泳比赛。比赛开始了，穿着一身泳装的小杨，匆匆忙忙地做了准备活动后，就下游泳池了。小杨游得神速，赢得阵阵掌声。突然，小杨小腿疼痛，不能动弹。他按了一下小腿后，疼痛仍然存在，在快速前进过程中疼痛更明显，并且小腿硬硬的。迫不得已，小杨提前退出了比赛。

肌肉痉挛又称抽筋。运动性肌肉痉挛是运动员在比赛场上发挥失常的主要原因之一。对于小杨来说，他虽然做了准备活动，但做得并不充分；同时冬季着装少导致肌肉受冷收缩，致使小腿肌肉痉挛的情况发生；还有一个主要原因就是运动时间过长，肌肉连续性收缩过快，而放松时间太短，以致收缩与放松不能协调、成比例地交替进行，从而引起肌肉痉挛。肌肉痉挛在篮球、游泳等需要做长时间移动、跳跃等动作的运动项目中最为常见。

对于热爱运动的青少年来说，如何能够在运动中有所收获的同时，又能挥洒自如，更加有益于身体，避免肌肉痉挛呢？

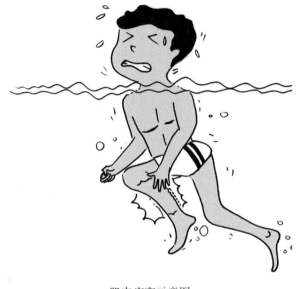

肌肉痉挛示意图

一、如何预防

肌肉痉挛给热爱运动的青少年带来了不少困难，而克服这些困难则需要青少年自身的努力。最好的方法就是加强体育锻炼，养成良好的运动习惯，这样青少年才能在比赛场上展现自信、活力四射的自己，在生活中展现自由、奔放的风采。

在体育锻炼中，肌肉受到寒冷的强烈刺激时，可能发生肌肉痉挛，在游泳或冬季户外锻炼时多见：有的是准备活动不够，或肌肉猛力收缩，或收缩与放松不协调所致；也有的是情绪过分紧张所致。肌肉痉挛时，肌肉突然变得坚硬，疼痛难忍，而且一时不易缓解。当出现肌肉痉挛时，也就是身体在告诉我们运动已经过量，这时就要适当地休息与治疗，千万不要逞强，以免对肌肉造成伤害而难以恢复。

二、如何应对

像小杨这样的情况在我们身边时常发生，最好在问题发生之前进行预防。如果问题发生了，则应该采取积极的措施进行处理。

1. 做足准备工作

（1）疲劳和饥饿时不宜进行运动

运动前应充分休息以使有足够体能进行运动。

（2）运动服装应适宜

运动过程中，人体会发热和大量出汗，但在寒冷的冬天，运动员最初上场时不要着装太少，以免受凉，最好在中途运动以后觉得热再换衣服，这样可以保护肢体避免因受冷空气刺激而发生肌肉痉挛，即通常大家所说的抽筋。下页图是小腿抽筋的示意图。

（3）做好准备运动

准备运动要以达到热身的效果为目标，要活动四肢，促使四肢关节放松，对容易发生痉挛的肌肉事先做适当的按摩和活动准备。对于球类项目来说，更要事先活动腿部肌肉。

2. 发生肌肉痉挛的处理

（1）小腿肌肉痉挛

小腿肌肉痉挛时，第一个动作就是马上休息，并将肌肉痉挛的腿部伸直（勿让膝盖弯曲），用力将脚扳向自己身体方向，若有条件，可以使用运动喷雾剂或药膏让腿部肌肉松

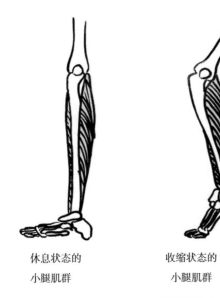

休息状态的　　　　收缩状态的　　　　因抽筋无法放松的
小腿肌群　　　　　小腿肌群　　　　　　　小腿肌群

小腿抽筋示意图

弛，没有的话也可以用双手按摩抽筋部位。处理时要注意保暖，牵伸用力要均匀，切忌暴力，以免造成肌肉拉伤。如果自己怕痛，可以请别人代劳。记住一定要按摩至疼痛感消失才算有效；如果旁边无人可以帮忙，则可以将双手撑住墙壁，脚跟不离地，使小腿有被拉直的感觉，坚持几分钟后，再放松按摩腿部肌肉。

（2）腹部肌肉痉挛

腹部肌肉痉挛时，可做背部伸展运动以拉伸腹肌，还可以进行腹部的热敷及按摩。

（3）大腿前面肌肉痉挛

大腿前面肌肉痉挛时，尽量侧躺，膝盖弯曲，同侧手握住踝关节向后方牵拉，使大腿前部肌肉拉伸，同时可以进行按摩，坚持几分钟直到疼痛感消失。青少年在赛场上若不能坚持，最好下场休息，以防伤情更加严重。

（4）脚趾抽筋

脚趾抽筋时，采取平坐，伸直膝关节，牵引者双手握住伤者的足部并抵于牵引者的腹部，利用牵引者前倾的适宜力量，将伤者的脚趾和脚掌缓慢地向上扳，切忌使用暴力。

（5）上臂抽筋

上臂抽筋时，可适当地牵拉肌肉，同时请他人放松肌肉，进行揉搓，将两掌相对置于被揉搓的上臂，相对用力，方向相反地放松肌肉。切记双手用力均匀、连贯。

3. 运动结束后也要预防肌肉痉挛的发生

激烈的运动后可以稍微做些轻柔的运动，如散步、轻踢腿等。切记不要立即坐下、躺下、洗澡等，否则本就紧张的肌肉因不能放松而发生肌肉痉挛。不要立即大量喝水、喝冷饮。大量饮水虽然能缓解口渴的感觉，但同时也增加了机体的排尿量和排汗量，前者使肾脏的负担加重，后者使机体的盐分进一步丢失，易导致电解质紊乱，从而影响小腿腓肠肌的放松，导致痉挛，所以运动后需休息 10 分钟再喝水。

三、如何运动更健康

1. 运动时，及时补充运动饮料

补充运动饮料既能补充人体的能量，还有助于细胞维持有氧氧化，即使在人高强度运动时也会减少乳酸产生，减轻运动时的心脏负担，对运动中的肌肉痉挛和运动后的体力恢复都大有好处。

2. 运动后，热敷或泡热水澡

运动后，用热毛巾经常热敷容易发生痉挛的部位或者运动休息后泡热水澡。这些做法有利于促进血液循环和肌肉的放松，恢复机体的运动机能。

3. 时常伸展肌肉

青少年无论是坐着还是站着，都应该注意伸展腿部、腰部、背部、颈部和两臂的肌肉，放松各部位的肌肉，让身体处于灵活的状态，减小发生肌肉痉挛的概率。

第四节 中 暑

一名初二学生趁放假休息，叫了几个同学打篮球。打了近三个小时，他突然感觉体力不支、头晕目眩，同学赶紧将其送往附近医院救治，经初步诊断是因天气炎热剧烈运动导致中暑，经过治疗及充分休息后没有大碍。

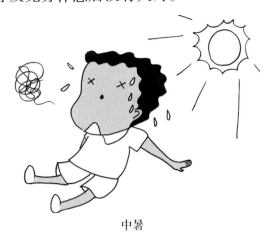

中暑

一、中暑的原因

中暑是人体在高温和热辐射的长时间作用下，导致体温调节障碍，出现了水、电解质代谢紊乱及神经系统功能损害等症状，其是热平衡机能紊乱而发生的一种急症。

在海滨、高山或在炎热的夏天进行运动时，人由于在阳光下曝晒过久，头部缺少防护，突然发生高热、耳鸣、恶心、头痛、呕吐、昏睡、怕光刺激等现象，这便是日射病。严重的日射病能导致人死亡，千万不可掉以轻心，应进行紧急处理。

二、中暑的症状

在中暑的时候，人会有轻重不同的临床表现。高温环境下，人们通常首先出现"先兆中暑"，表现为多汗、口渴、无力、头晕、眼花、耳鸣、恶心、心悸、注意力不集中、四肢发麻、动作不协调等症状。这时如果及时将中暑者转移到阴凉通风处，为其补充水和盐分，则中暑者短时间内即可恢复。如果上述症状加重，患者的体温升高到38℃以上，面色潮红或苍白、大汗、皮肤湿冷、脉搏细弱、心率快、血压下降，则有可能是轻度中暑，需要及时处理，并休息几个小时。

三、应对中暑小贴士

1. 喝水

喝水的时候要慢慢喝，不要渴了就猛喝；要喝温开水，不要喝冰水；要定时饮水，不要等口渴了再喝；要喝烧开的水，不要喝生水；要喝新鲜温开水，不要喝"陈"水；还可以多喝加淡盐的温开水。

2. 慢慢地适应气温的转变

从事户外活动的时候要放慢速度，以适应气温的转变，千万不要逞能。

3. 及时散热

当过于炎热的时候，应该用温水冲淋头部及颈部，让水分蒸发帮助散热。

4. 留意体重变化

中暑可能导致身体在连续几天内逐渐虚脱，所以如果出现体重在数天内直线下降的情况，应多加留意。

5. 外出戴帽子

夏天外出时要戴帽子减缓头颈吸热的速度，特别是光头或发量不多的人。

6. 外出不要赤膊

赤膊会使人体吸收更多的热辐射，穿着通风的棉衫比赤膊更有消暑作用。

7. 穿浅色的透气衣服

相较于深色衣服，浅色衣服吸收紫外线的能力较弱。而纯棉及聚酯纤维合成的衣物最为透气，所以夏天应选择穿浅色透气衣服为妥。

8. 保证充足睡眠

青少年应合理安排作息时间，不宜在炎热的中午及强烈日光的情况下进行过多活动。

第五节　运动性贫血

14 岁的女中学生小雯，有一段时间经常感到腹部和头部疼痛，疲惫乏力。据了解，小雯是一名长距离接力赛队员。为准备参加学校的运动会，她几乎每天清晨和傍晚都参加长跑训练。近来她体力不支造成耐力下降，直接影响到了训练成绩。医生验血后认为，这名学生主要是因为缺铁而造成贫血。小雯喜爱运动，自觉身体素质不错，为什么会贫血呢？

在青少年时期，仅机体生长发育一项便需要增加将近 10% 的铁摄入量。这时，如果存在其他负面因素，更容易出现缺铁症状。过去，人们普遍认为偏食和女性生理特点可引起缺铁性贫血，但近来体育运动也被列入导致贫血的因素中。

一、运动性贫血产生的原因

1. 红细胞破坏

人体运动时，脾脏释放出溶血卵磷脂，使红细胞的脆性增加，细胞膜的抵抗力因而减弱，再加上运动时血流加速，使红细胞之间、红细胞与血管壁之间的撞击和摩擦增加（肌肉的急剧伸缩也会使红细胞与血管壁发生摩擦），导致红细胞破裂或溶血，从而引发运动性贫血。

2.铁和蛋白质摄入量不足和消耗增加

人体运动时，新陈代谢旺盛，肌肉增长使蛋白质的需要量增加，而运动时出汗，使铁的排泄量增多，所以如果摄入的食物中没有足够的蛋白质和铁，机体就会因蛋白质和铁的不足而影响血红蛋白的生成，从而引起运动性贫血。同时对于处在青春期的青少年，其生长发育本身也需要增加铁和蛋白质的补充。

二、运动性贫血的症状表现

运动性贫血发病缓慢，其主要表现为头昏、眼花、乏力、易疲倦、食欲不振、体力活动差，运动时容易出现心慌、气促、心跳加快、运动成绩下降，还会伴有眼结膜苍白、皮肤发白无血色、安静时心率加快等症状。血液检查可发现红细胞和血红蛋白值低于正常（男生红细胞低于 4×10^6 个 / 毫米 ^{3}，血红蛋白低于 120 克 / 升；女生红细胞低于 3.5×10^6 个 / 毫米 ^{3}，血红蛋白低于 105 克 / 升）。

运动性贫血症状的轻重程度与血红蛋白的多少和运动量的大小有密切关系。例如，当女生的血红蛋白在 $100 \sim 105$ 克 / 升时，一般仅在大运动量时才有症状；若低于 90 克 / 升时，则在中等运动量时就会出现症状。

在确诊运动性贫血前，必须排除由其他原因所引起的病理性贫血。在鉴别时，应根据全面、详细的医学检查做出判断。

运动性贫血的特点是，如果明显减少或停止运动锻炼一段时间（一个月），红细胞和血红蛋白就会明显增加。若锻炼停止后，营养供应又较充足、完善，但并未见红细胞和血红蛋白增加，或增加较少者，则应考虑为病理性贫血。

三、运动性贫血的处理与预防

青少年出现运动性贫血时，首先应减少运动量，必要时可停止正常锻炼。一般来说，当男生的血红蛋白在 100 ～ 120 克 / 升，女生的血红蛋白在 90 ～ 110 克 / 升时，可边治疗边锻炼，但锻炼时要减小强度，避免长跑等耐力性运动；而当男生的血红蛋白低于 100 克 / 升，女生的血红蛋白少于 90 克 / 升时，应停止大运动量锻炼，以治疗为主。同时，饮食宜有营养，青少年应摄取含蛋白质、铁、维生素较多的食物；可服用治疗贫血的药物；为了促进铁的吸收，也可同时服用维生素 C 和胃蛋白酶合剂。

合理安排运动量和锻炼强度，要防止过度锻炼的发生。膳食要合理、有营养，食物加工和烹调要科学。青少年应每天每千克体重摄入蛋白质 2 克以上，其中动物蛋白质应占 1/3 以上，必要时还可补充氨基酸和铁剂。要克服偏食和吃零食的不良习惯，合理安排生活作息和饮食。

第五章

青少年常见运动损伤的处理

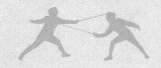

第一节　肩部、肘部损伤

　　小鹏喜欢打羽毛球，正好赶上假期，他想彻底放松一下。于是他约上小伙伴们来了一场友谊赛，比赛中小鹏力挫各位小伙伴，连胜几局，好不得意，可是肩关节不久就出现了疼痛。第二天小鹏无法梳头，手也不能放在背后，痛苦不已，于是到医院进行就诊。医生说小鹏的肩袖损伤了。那么，肩袖是什么？怎么就会引起损伤了呢？青少年该如何保护肩关节呢？

　　游泳、网球、羽毛球、乒乓球等项目都容易引起肩部损伤，那么，这些运动项目具体会对肩部造成哪些伤害呢？下面我们就通过介绍肩部损伤的表现来判断到底是哪种损伤，以及如何进行处理。

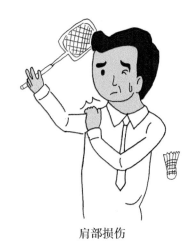

肩部损伤

一、一般性肩关节不稳

1. 检查方法

一般检查无压痛。但是若以下三个试验呈现阳性，则是出现了软组织（肩袖或关节囊）撕裂，检查时会出现压痛。

（1）肩关节脱位的恐惧试验

操作：肩外展 90°、屈肘 90°（投降姿势）、将肩关节极力外旋（向后方旋转）。若试验者出现肩痛或者感觉肩脱位，出现恐惧表情，说明此试验是阳性。

（2）复位试验

操作：重复恐惧试验步骤，同时从肩前往后施压，若肩痛缓解，那么此试验为阳性。此情况多为前方脱位，无经验者请勿自行复位。

（3）凹陷征

操作：试验者上肢自然下垂，屈肘，并将肘向远端牵拉，若肩外侧这时出现凹陷，则此试验为阳性。

2. 处理

我们可以通过上述三种试验方法来检验是否存在肩关节不稳，若多为习惯性肩关节脱位，常常多次发生，大部分可以自行处理。以上问题可以通过护具或者运动康复训练解决，详见肩关节不稳的康复训练。

二、创伤性肩关节不稳

1. 临床检查

创伤性肩关节不稳，表现为肩关节做某一动作至一定幅度时突然出现肩痛，关节有脱出感，或突然无力，无法完成动作。此现象常常伴有创伤性因素，需要进行必要的 X 射线或磁共振（MRI）检查创伤部位及程度。

X 射线检查可以显示"骨性 Bankart 损伤"，即显示关节盂前下方骨折，提示肩关节前方盂唇和韧带不再附着于关节盂。MRI 检查或肩关节造影检查也是用来评估关节盂唇和韧带的情况。Bankart 损伤（前下部盂唇从关节盂上分离下来）是损伤性肩关节不稳的最常见的原因。伤者发生此类肩关节不稳时，需要前往医院进行处理及治疗。

2. 伤后康复训练

伤情出现时可以在肩部护具的保护下活动并停止引发损伤的动作。

肩部康复主要采用康复训练的方法来恢复肩关节稳定性。以下肩部康复练习需要在关节无痛或微痛范围内进行，如有症状持续或加重情况应第一时间咨询医生。

肩部康复练习包括：逐步增强肩袖肌肉、肩胛骨稳定肌肉力量的训练；改善肩关节神经肌肉控制能力的训练；重建肩袖肌群与大肌肉群、肩外旋肌与内旋肌的平衡训练；前向不稳时，牵伸肩后部关节囊等结构的康复训练。标准康复计划至少

20 周（视具体情况而定），之后才开始进行渐进性运动项目的
康复训练，如羽毛球的挥拍训练等。

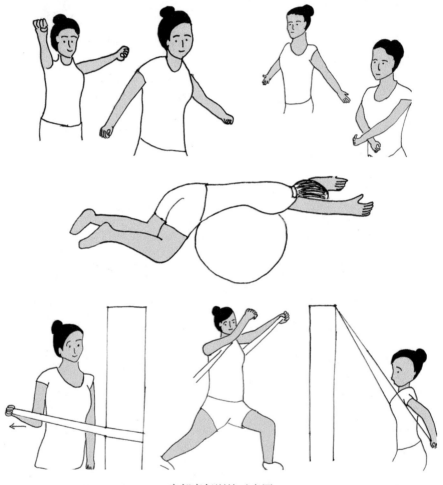

肩部康复训练示意图

3. 预防措施

1）在每次运动前应该重视准备活动。

2）加强肩部肌肉力量，平时训练时要在不同平面进行肩
前屈、后伸、内收、外展、内旋、外旋等活动（参照伤后康复
训练）。

3）平时训练过程中可以做一些练习以加强肩胛骨的稳定性。

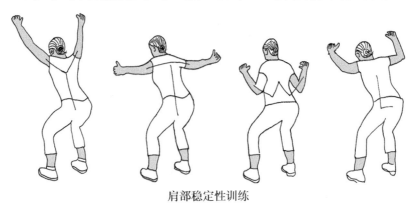

肩部稳定性训练

四肢和躯干是一个完整的运动链，因此要加强全身素质训练，使全身的运动链得到强化，以减轻肩部的应力负荷。

三、肩关节撞击综合征

1. 检查方法

肩外侧上端（肩峰下）有压痛，一般无红肿，肩关节主动活动范围受限，但在别人帮助下活动多正常。

2. 症状表现

早期通常仅肩部在上抬或上举时感觉肩痛或不适，日常活动不受限制，运动或训练后疼痛加重，休息后疼痛消失。随着病情的发展，夜晚出现较明显的疼痛是此病的显著特点，伤者常常难以向患侧侧卧，有时在上臂转动过程中也会听到骨骼摩擦的声音。

3. 处理方法

1）一般应尽早进行相关检查，达到早期预防的目的。

2）在出现症状的时候，应减少肩部活动，特别是肩部上抬或上举的动作，将活动限制在水平面以下，以尽可能避免局部症状加重。

3）在急性炎症期上臂应置于肩胛骨平面（肩外展 55°，水平内收 30°）位置悬吊休息或进行冰敷。

4. 功能性康复训练

1）伤后任何训练都要以不引起疼痛为原则。

2）在急性炎症期可以做一些前平举训练（如耸肩）、侧平举训练（垂臂摆动）等来避免关节粘连和患处肌肉萎缩。

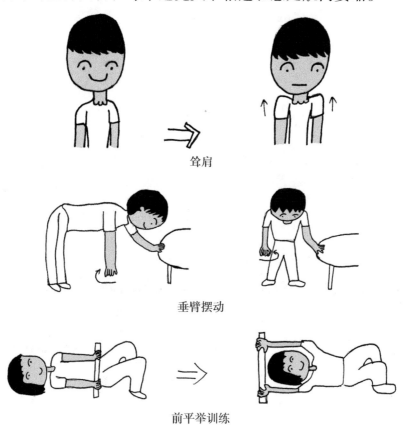

耸肩

垂臂摆动

前平举训练

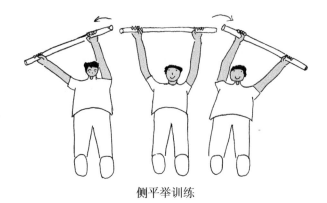

侧平举训练

3）症状减轻后，应继续进行关节活动度的练习。

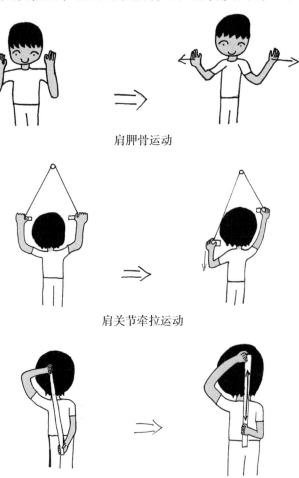

肩胛骨运动

肩关节牵拉运动

肩关节内外旋运动

5. 预防康复训练

此训练基本同肩关节不稳康复训练。

对已有肩关节损伤的伤者来说，要预防再损伤，则必要时采用能减少肩部应力的动作技术或使用护肩等防护器具。

四、肩袖损伤

肩袖，又叫旋转袖，是一组肌腱复合体，是对维持肩关节稳定和肩关节活动的一些肌肉和肌腱的统称。肩袖可使肩关节进行旋内、旋外和上举活动。更重要的是，这些肌腱将肱骨头稳定于肩胛盂内。

1. 主要表现

肩袖损伤会导致肩关节痛，表现为夜间痛，或在投掷东西、抬手过头时痛。部分伤者在肩体侧展开较大范围时也会出现疼痛。由于疼痛，有关肩关节的动作不能进行，长时间后局部肌肉会出现萎缩、两侧肩部大小不一。

2. 处理方法

急性疼痛较为明显时，伤者可在冰敷或无痛的情况下小范围活动，避免投掷或抬手过头的动作，必要时可以佩戴护具加以保护，以使手肘部的活动不受影响。

3. 康复训练

急性疼痛期过后进行运动康复训练。在无痛范围内进行肩关节各个方向的被动活动，增强肩胛骨的稳定性和三角肌的力量。先被动上举，随后练习侧方外展、上举。外展、上举无痛且达到最大上举范围后（如前），开始做增强肌力训练，先助力活动，再主动运动，如肩梯及肩关节训练器辅助训练。肌力训练应坚持多重复、低负荷和循序渐进的原则，逐步开始负重上举训练、投掷训练、技巧训练及姿势矫正。3个月内避免提举重物和攀缘等活动。训练动作和方法同肩关节撞击综合征的训练动作和方法。

4. 预防措施

1）加强肩关节周围肌群力量的训练，同时在运动前进行相关的牵拉热身练习，避免单一训练方式，注意训练后的放松。

2）急性创伤性的肩袖损伤很难预防。

3）如果发现肩袖损伤症状持续存在时，建议请康复医生进行诊治。

五、网球肘

1. 主要表现

网球肘大多发病缓慢，初期伤者只是感到肘关节外侧酸痛，肘关节外上方活动痛，酸胀不适，不愿活动；手不能用力握物，提物、拧毛巾等可使疼痛加剧；一般在肘关节外上部位有局限性压痛点，局部无红肿，肘关节屈伸不受影响，但前臂旋转活动时疼痛。少数伤者在阴雨天时感觉疼痛加剧。

2. 主要原因

1）击网球时技术不正确、网球拍大小不合适或网球拍线张力不合适、高尔夫握杆或挥杆技术不正确等。

2）手臂某些活动过多，如网球、羽毛球抽球，棒球投球及其他工作（刷油漆、划船、使用锤子或螺丝刀）等。

3）危险因素包括打网球或高尔夫球，从事需要握拳状态下重复伸腕的工作，肌肉用力不平衡，柔韧性下降，年龄增大。

3. 治疗与康复

根据伤者的具体情况制订个性化治疗方案，治疗的目的是减轻或消除症状，避免复发。

（1）非手术治疗

1）休息。避免引起疼痛的活动，疼痛消失前不要运动，尤其是禁止打网球、羽毛球、乒乓球等。

2）冰疗。冰疗肘外侧1周，1天4次，1次15～20分钟。毛巾包裹冰块时不要将冰块接触皮肤以免冻伤皮肤。

3）服药。应在医嘱下服用阿司匹林或非甾体类消炎止痛药（如布洛芬等）。

4）护具。在前臂使用加压抗力护具，可以限制前臂肌肉产生的力量。

5）热疗。热疗应用在牵拉疗法和运动准备活动之前。

6）牵拉疗法。当急性疼痛消失后，即可开始轻柔牵拉肘部和腕部，以不产生疼痛为宜，保持牵拉状态15秒，重复6次。

7）力量练习。进行加强伸腕肌肉力量的训练。

8）逐渐恢复运动。依据具体情况，开始做一些运动项目（或工作、活动）需要的手臂运动。

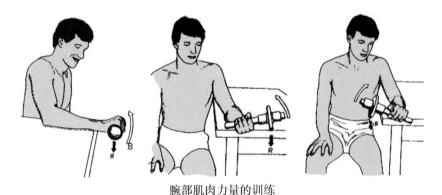

腕部肌肉力量的训练

9）体外冲击波治疗。该治疗可以改善局部血液循环，减轻炎症，对肌腱末端病的治疗较好。

（2）手术治疗

如果是网球肘的晚期或顽固性网球肘，经过正规保守治疗半年至1年后，症状仍然严重并影响生活和工作的，则可以采取手术治疗。手术治疗包括微创的关节镜手术和创伤亦不大的开放性手术。手术可以清除不健康的组织，改善或重建局部血液循环，使肌腱和骨愈合。

4. 预防措施

1）纠正直臂击球的动作，防止前臂用力过于集中。

2）用支撑力较强的护腕和护肘把腕、肘部保护起来，用来限制腕部、肘部的翻转伸直。

3）打球时于前臂肌腹处缠绕弹性绷带，可以减少疼痛发生，但需松紧适中。

4）一旦被确诊为网球肘，最好能够终止练习，待完全康复并对错误动作进行纠正之后再继续进行练习。

第二节　腰部损伤

　　艾克，13岁，非常喜欢打篮球，经常和朋友一起打球。一天，他和朋友相约去打球。艾克和朋友的技术不分上下，比赛激烈。艾克在上篮时，对手想阻止他进球，两人发生身体接触，艾克猛一转身，腰部出现了持续性疼痛，休息后其腰部疼痛缓解不明显。艾克这是怎么了？其实这是在运动过程中由于姿势不当引起的急性腰扭伤。除了急性腰扭伤，常见的腰部损伤还有一些持续弯腰姿势的运动项目引起的腰肌劳损。在此，介绍一下急性腰扭伤和腰肌劳损的相关内容。

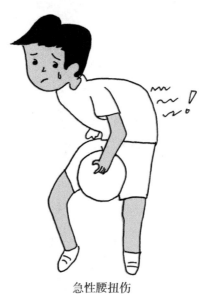

急性腰扭伤

一、急性腰扭伤

1. 主要表现

急性腰扭伤后，伤者会出现腰部剧痛，严重者甚至不能站、坐、躺下或翻身。疼痛为持续性的，活动时明显加重，休息后疼痛缓解不明显。有时咳嗽、大笑、大声说话等均可使疼痛加剧，有时到受伤后的次日疼痛才明显。

2. 处理方法

出现急性腰扭伤后，应使用有垫的硬床板进行短期休息，停止腰部活动，避免增加疼痛感；若有冰块也可敷于腰部患处，以减少扭伤引起的皮下出血；腰部也可垫一薄枕，以放松腰部肌肉。

3. 康复训练

急性期后无明显疼痛时，应逐步加强腰、腹肌力量的训练（同腰肌劳损训练方法）。早期训练应以徒手训练为主，抗阻负荷增加要缓慢，加量练习动作的幅度应由小到大，循序渐进。

4. 预防

1）在运动前要做好充分的准备活动。

2）在运动时注意正确的姿势。

3）在运动训练后要学会自我放松，放松腰部肌肉。

4）要加强腰肌、背肌、腹肌的训练，以保持脊柱的稳定性，避免腰部损伤的发生。

二、腰肌劳损

1. 主要表现

腰肌劳损的主要表现为腰痛持久，有时重有时轻，劳累后、久坐久站、过度活动都会使疼痛加剧；休息后，适当活动变换体位时会有所减轻。有时候腰肌劳损还会引起伤者洗脸、刷牙困难。腰痛多呈间歇性发作。阴雨天或天气转凉，腰痛会加剧或复发。

2. 处理方法

发作期虽然可以做一些理疗热敷，但是去除病因最重要，比如纠正不正确的训练方式、训练习惯和体位，避免长期腰部前屈位活动，以及避开风寒、潮湿、阴冷的环境。

3. 康复训练

1）采用核心稳定练习，如平板支撑练习提高脊柱稳定性。

2）加强腰腹肌力量，如"飞燕""拱桥"等。

3）做一些松解腰背部肌肉的练习，如仰卧抱膝，双膝尽力屈曲贴紧腹部，双手用力抱双膝，使腰部平贴床面。

4. 预防措施

该预防措施基本同急性腰扭伤的预防措施，同时也要注意运动后避免风、寒、湿气的侵袭。

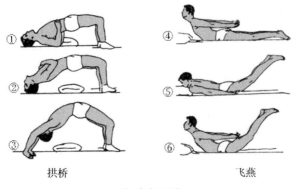

拱桥　　　　　　　　　　飞燕

腰部康复训练

第三节　骨盆、髋部损伤

　　小刘同学在参加学校组织的足球比赛前，只做了简单的准备活动就上场了，双方运动员的实力不相上下，小刘在运动过程中不小心脚下打滑，一字马式地摔倒了，髋部有疼痛感。小刘同学这是怎么了？我们一起来分析一下吧。

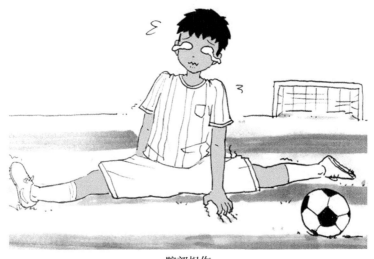

髋部损伤

一、骨盆骨折

骨盆骨折（骨盆部的撕脱骨折）主要见于青少年运动员，多是在运动过程中肌肉强烈收缩或被动牵拉造成的，在短跑、足球、体操等项目中较为多见。那么，青少年骨盆部的撕脱骨折有什么表现呢？又该怎样处理、治疗和预防呢？

1. 主要表现

骨盆骨折的主要表现为局部疼痛，肿胀明显，髋部活动受限，有时在骨盆部还可摸到活动的骨块。

2. 现场处理

骨盆骨折经常伴有大出血、创伤性休克，应密切观察伤者的全身情况，切勿随意翻动、搬动伤者。

3. 临床治疗

多可采用非手术治疗。撕脱骨折没有移位或移位很少者，可以屈髋屈膝卧床休息 3～4 周。若撕脱骨折块较大且有旋转、移位明显，或者希望早期投入训练的伤者可以考虑手术。

4. 康复治疗

（1）下肢牵引治疗

伤者可以进行简单的肌力训练，加强髋部外展肌和股四头肌的训练；同时加强健侧下肢的力量和双上肢的力量训练。

（2）内固定术后

1）抬高患肢，消除肿胀，并活动双上肢做扩胸运动及深呼吸运动。

2）做髋膝关节主动屈伸的运动，防止髋关节僵硬，运动幅度逐渐增大，避免引起疼痛。

3）患肢主动进行直腿抬高的练习。

4）在可以耐受的情况下，协助伤者站起。

方法：伤者双上肢扶拐杖，利用健腿和双上肢的支撑力挺髋站起来，活动时间以伤者耐受力和感到舒适为限，可扶拐不负重行走。

5）开始髋关节主动内收、外展的活动。

6）术后 12～14 周，从扶双拐逐渐到扶单拐步行，最后过渡到弃拐步行。

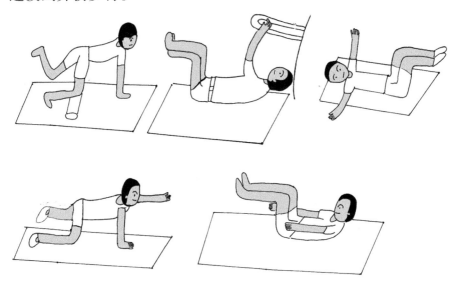

骨盆稳定性康复训练

5.预防措施

在活动前要做足充分的准备，牵拉相关肌肉。平时加强提升身体素质的训练，尤其是加强相关肌群的练习。掌握正确的运动技术。在运动后主动去放松被拉伸的肌肉，以便消除局部的疲劳。同时需要加强骨盆稳定性康复训练。

二、腹股沟区（髂腰肌）的损伤

1. 主要表现

伤者在运动受伤时会出现腹股沟区疼痛，并且这个疼痛症状逐渐加重，身体不能直立。

2. 现场处理

根据伤者所表现出来的症状，尽快明确诊断，伤者不能直立，要采取卧位，及时送往医院治疗。

3. 康复治疗

（1）早期主要为休息、控制疼痛

1）控制疼痛：注意让损伤的组织得以休息，禁止做诱发疼痛的活动。

2）避免或减少机械性的刺激。

（2）在损伤组织的忍受范围内执行渐进性的运动康复方案

1）在损伤部位，做横向的纤维按摩。

2）改善髋部肌肉和肌力之间的平衡。对劳损肌肉进行强化肌力的练习，在活动的时候给予一个较小的阻力；对劳损的肌肉做牵拉练习。伤者能忍受时，可做自我牵拉练习。

3）改善稳定度和闭链的功能。伤者能忍受时，可开始做控制下的负重运动，改善其稳定度训练时要小心。进行闭链运动，例如骑固定式自行车或在平行杠中练习重心转移的部分负

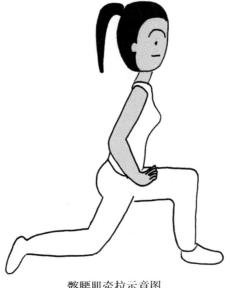

髂腰肌牵拉示意图

重活动，增强肌肉对抗疲劳的能力。

　　4）功能恢复性活动。伤者欲恢复从事所需要的功能性活动之前，要在保护的环境中进行限时练习。伤者适应后，就应该逐渐减少保护性措施，增加练习难度和耐力练习。

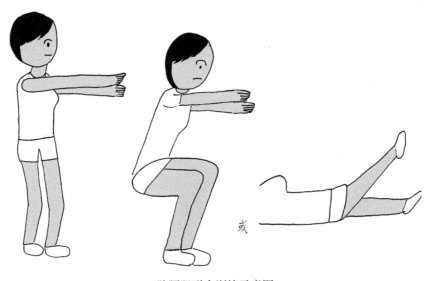

髂腰肌耐力训练示意图

4. 预防措施

加强髋部肌肉的力量，提高关节在不同状态（运动或静止）时产生的本体感觉，例如人在闭眼时能感知身体各部位的位置。

第四节　膝关节损伤

因为膝关节是人体复杂的关节，所以在日常生活及运动中（篮球、足球等），突然地减速、骤停、变向等动作都会让膝关节承受巨大的压力，易发生急性的损伤。那么在运动中，膝关节会发生哪些损伤呢？

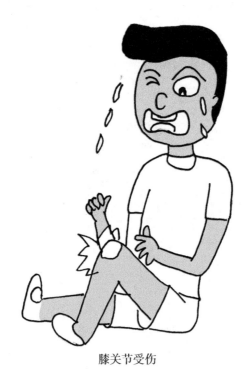

膝关节受伤

一、膝关节的急性损伤

1. 主要表现

（1）半月板损伤

伤后膝关节疼痛，肿胀明显。经过休息和一般的消肿止痛治疗后，症状可以减轻，但关节有的地方还是会疼痛。在上下楼梯时会感到下肢无力。部分伤者膝关节活动时可听到一些弹响声。有时还会出现在行走时突然感觉膝关节疼痛异常，不能活动，甚至跌倒，这种情况在专业上称为"关节绞锁"。

（2）侧副韧带损伤

突然剧烈疼痛而不能继续运动，但随即减轻，膝部受伤的一侧局部肿胀，并有剧痛感，有时候可能还会有瘀斑，膝关节不能完全伸直。活动受限，走路跛行。

（3）交叉韧带损伤

分为前交叉韧带损伤、后交叉韧带损伤，但以前交叉韧带损伤多见。表现为膝部疼痛，屈伸活动受限，多见关节迅速肿胀，伤者不能负重自行离开场地。

2. 现场处理

根据主要症状做一些初步的判断，排除明显的骨折和脱位后立即进行局部冰疗，并加压包扎0.5～1小时，再进行检查。如果是侧副韧带轻度损伤，首先要将伤侧膝关节先伸直，然后再充分屈曲，之后再自然伸直，用弹力绷带在屈膝30°～45°的位置继续冰敷、加压包扎固定并且抬高患肢。如果是交叉韧带损伤，要用夹板将膝关节固定屈曲 30°～45° 的位置；如果是半月板损伤，用夹板固定于屈曲 10°～20° 的位置，然后送至医院进一步检查和治疗。如果没有办法确定是哪种损伤，也应尽快送至医院进行治疗。

处理以上急性损伤的原则：

1）冰疗：可以防止出血，并能够缓解疼痛。

2）休息：受伤后可以根据以上不同的状况，进行处理，制动休息。

3）抬高患肢：促进血液回流，防止肿胀。

4）加压包扎：止血，防肿胀。

3. 伤后康复训练

（1）半月板损伤

非手术治疗的伤者应该在支具固定下尽早进行康复训练，主要是防止肌肉萎缩、关节僵直等并发症。早期要进行直腿抬高练习、侧卧髋外展练习及膝关节活动度练习（0°～45°）等的康复训练。恢复期时可做一些牵拉，如牵拉小腿肌肉、静蹲站桩等练习。在膝关节可以充分活动后，可垫高伤侧鞋跟 0.5～1 厘米并在支持带的保护下开始箭步蹲、独立步行，并逐步过渡到上下台阶、慢跑等练习，示意图如下页所示。

（2）侧副韧带损伤

一般不需要手术治疗，2～4 天后就可以在支持带或支具的保护下开始康复训练，如直腿抬高；主动屈伸膝关节（主动屈膝 90°，屈髋，然后在屈膝屈髋 45°～90° 的范围内伸膝、伸髋）本体感觉和步态练习要在保护下进行膝关节承重

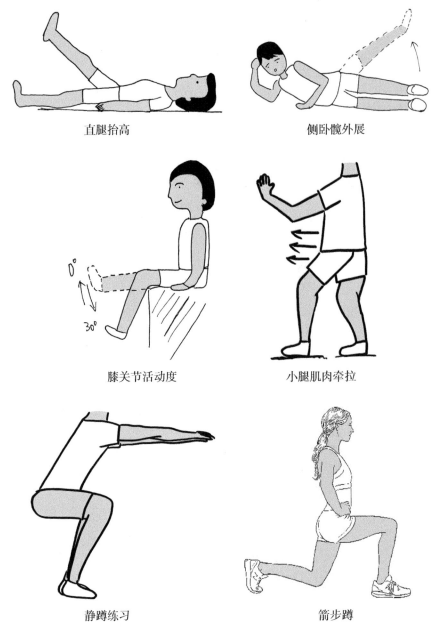

直腿抬高

侧卧髋外展

膝关节活动度

小腿肌肉牵拉

静蹲练习

箭步蹲

练习，如从足跟到足尖的步态练习。在 2 ~ 3 周以后的练习与
半月板损伤恢复期的康复训练基本类似，同时加强膝关节稳定
性训练，示意图见下页。

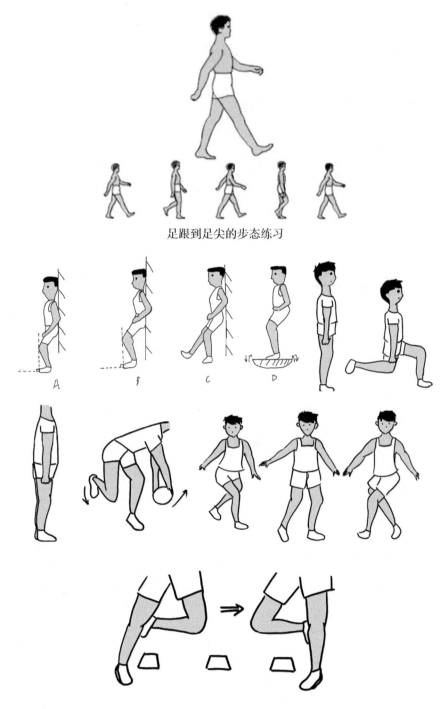

足跟到足尖的步态练习

膝关节稳定性训练

（3）交叉韧带损伤

疼痛缓解后可用一些轻柔的按摩手法来松解软组织，并且在支具保护下进行一些直腿抬高、膝关节的被动运动（如滑墙练习）和主动关节活动度练习（如俯卧屈膝练习）；恢复期可以进行一些在屈膝时给一些抗阻屈膝练习（如压腿、骑自行车）等；如果膝关节能够屈至90°，可进行行走、上下台阶、慢跑，并且加强抗阻屈膝、伸膝的练习等；一般4个月后进行跑跳、专项练习等。

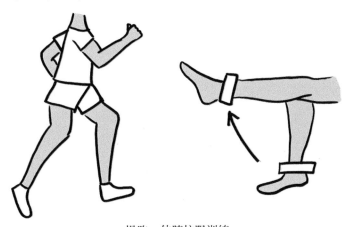

慢跑、伸膝抗阻训练

4.预防措施

1）加强膝关节稳定性训练。

2）掌握正确的动作技术、控制训练等。

3）平时在训练的时候加强膝关节周围肌肉力量的训练。

4）合理选择运动装备和膝关节保护器具，降低伤害的发生率。

5）在重返运动前要确保膝关节损伤已基本康复，将再次损伤的发生率降到最低。

二、髌骨软骨症

1. 主要表现

髌骨软骨症，又称髌骨软骨炎，是膝关节的常见病，青壮年是易发人群，在运动员和体育爱好者中尤其多见，女性发病率较男性高。主要表现是膝关节前方髌骨后疼痛，轻重不一，一般平地走路症状不显，在下蹲起立、上下楼或走远路后疼痛加剧，常表现为酸痛。

2. 康复治疗

（1）第一阶段

髌骨软骨症患者，首先要了解膝关节有无积液。如果膝关节有积液，应该先经过3周的消除积液治疗，可用理疗和双氯芬酸等药物。注意在3周消除积液的治疗期间，一定要减少活动；如果活动量减少不够，单纯口服扶他林等药物，3周之后积液可能并不能完全消退。如果关节内没有积液，可以直接进行下面的第二阶段——药物治疗。

（2）第二阶段

等到3周消除积液的治疗有效后，才能开始该阶段治疗，即进行5周的口服硫酸氨基葡萄糖的药物治疗。同时，可以进行关节内注射透明质酸钠，每周一针，共进行5周，骨科大夫对此一般都知道。但如果关节内积液没有消退，就会影响使用这两种药物的效果。

（3）第三阶段

第二阶段的 5 周药物治疗完成后，再进行"静态股四头肌练习法"。将大腿练粗了，不仅可以恢复以往的活动，还可以减少今后的复发。具体练习方法如下：

a. 蹲马步

蹲马步的目的是练习股四头肌及大腿周围肌群的力量。姿势同中国武术中的骑马蹲裆动作，或称为站桩动作、蹲马步。伤者两腿分开，两脚之间的距离比肩膀稍宽，身体保持直立位，不能向前倾，此时双膝开始弯曲下蹲，两只脚的脚尖方向向前即可。

双膝弯曲角度根据患者身体情况和肌肉力量不同而不同。如果伤者身体情况好，大腿肌力好，下蹲角度可以达到屈膝80°；如果伤者身体虚弱，大腿肌力弱，双膝轻度屈膝即可，这时半蹲位置较高，伤者较省力，可以随着锻炼的进行、大腿肌力的增加，再增加屈膝的角度。

如果练习蹲马步，膝关节没有疼痛感最好，但有些伤者在下蹲时可能有一个感到疼痛的角度，有些蹲到30°感觉疼痛，有些蹲到60°或40°感觉疼痛。对蹲马步时可能有疼痛角度的人来说，练习时最好避开疼痛角度，如果蹲到30°感觉疼痛，可以继续向下蹲到60°避开30°的疼痛角度，反之亦然。如果伤者在任何一个角度都有疼痛，练习还是要进行，只是要找到一个自己疼痛最轻的角度练习即可。因为是静态练习，所以即使有点儿疼痛，对关节的磨损也微不足道。

在一次下蹲持续时间方面，个体差异性很大，需要蹲到不能坚持为止。两次下蹲之间休息一分钟，不要休息时间太长。

接着练习第二个静蹲，这样周而复始，连续 30 分钟为当天的一次静蹲练习的总时间，但有些伤者可以考虑第一周练习时，每次练习总时间从 10 分钟开始，练习 2～3 周之后再将每次练习总时间增加到 30 分钟，避免一开始练习就将膝关节练肿或练疼。

每天练习的次数也要根据自己的身体状况决定，每天练习 1～3 次为好。一开始可以每天练习 1 次，每次练习总时间 10 分钟；以后腿部力量有明显增长了，待自己的肌肉和关节适应了，再增加到每天练习 3 次，每次练习 30 分钟。

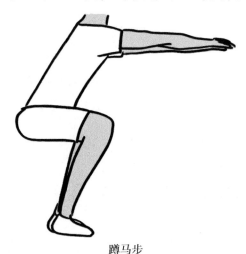

蹲马步

b. 专门的股四头肌内侧头练习

膝关节处在 0°～20° 的任一位置静止不动，踝关节挂重物抗阻力量练习。其目的是练习在蹲马步练习中不容易练到的股四头肌内侧头（股四头肌最内侧的那部分肌肉）。方法是脚上挂重物坐在床边，膝关节先完全绷直，此时膝关节处于 0°，然后慢慢屈膝至 20°，再慢慢伸直到 0°，这就是 0°～20° 的概念。如此反复几次，就可以找到一个在 0°～20° 不痛的角度，维持不动，与踝关节上挂的重量抵抗。直到坚持不了才休息30～60秒。

踝关节处所挂的重量以一次在0°～20°的某个角度能够坚持3～5分钟为宜。如果太轻，活动10分钟都没有感觉，或太重1分钟也坚持不了，都不能取得满意的练习效果。

每次的一定角度抗阻练习加上中间休息，时间总长应在20～30分钟。

c. 考核方法

如果您的膝关节在屈膝80°左右蹲马步的持续时间一口气可以持续20分钟，就说明您的肌肉力量够用了。坚持20分钟的标准，尽量不要随便降低要求，否则肌力不足，达不到康复的效果。

3. 预防措施

1）训练时合理安排运动量。

2）掌握正确的动作技术、控制训练等。

3）尽量避免遭受外来暴力，减少膝关节撞击和在运动过程中扭伤的发生。

4）在重返运动前要确保膝关节损伤已基本康复，将再次损伤的发生率降到最低。

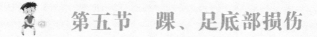

第五节　踝、足底部损伤

夏天，小明约上一群朋友一起打篮球。素有"小坦克"之称的小明攻守俱佳，全场穿梭，进退自如，犹入无人之境。对手很重视对小明的防守。在临近比赛结束的最后几秒，小明越过对手上篮，落地时却发出一声惨叫，只见小明坐在地上用手捂着自己右脚踝，脸上呈现出一副很痛苦的表情。像小明这样的情况我们不仅仅在篮球运动中可以看到，在排球、滑雪、足球、羽毛球等要求身体在运动中腾空或变向移动的运动项目中几乎都可以看到。这就是运动中常见的急性踝关节扭伤。

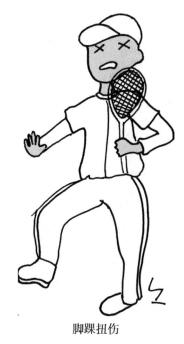

脚踝扭伤

一、急性踝关节韧带扭伤（踝扭伤）

1. 主要表现

受伤后，踝关节外侧、内侧甚至整个踝部都会出现疼痛。走路或者活动的时候疼痛是最明显的。伤者在走路的时候因为踝部的疼痛而跛行，严重者甚至不能着地。受伤后，关节周围局部肿胀，2～3天后受伤的踝部可看见瘀斑。

2. 现场处理

冰敷，加压包扎20～30分钟，如果疼痛剧烈，伤侧脚不能着地，应立即前往医院排除骨折的发生；如果疼痛不剧烈，伤者也可着地跛行前进，那么要保护受伤的踝关节，使受伤的踝关节得到充分的休息，然后冰敷20～30分钟，加压包扎，抬高患肢，24或48小时内每隔2～3小时冰敷一次，48小时后可外敷活血化瘀药。如果踝关节扭伤后持续疼痛，应进一步到医院就诊。

3. 康复训练

受伤后，伤者尽量卧床休息，减少踝关节的活动，以免加重踝关节的损伤；情况不严重的话可以在护踝保护下行走；尽早进行踝关节训练，保证踝关节的活动度，同时加强踝关节的稳定性练习；应重视踝关节扭伤后的康复训练，否则踝关节会反复扭伤，导致关节稳定度下降，甚至行走困难。

4. 预防措施

1）在训练时要培养正确的落地姿势。

2）加强安全教育，防止在运动中因暴力发生损伤。

3）加强踝部周围肌肉的练习。

4）既往有踝关节扭伤的伤者或进行容易导致踝关节损伤的运动项目，应该佩戴护具进行运动。

5）运动前做好充分的准备活动。

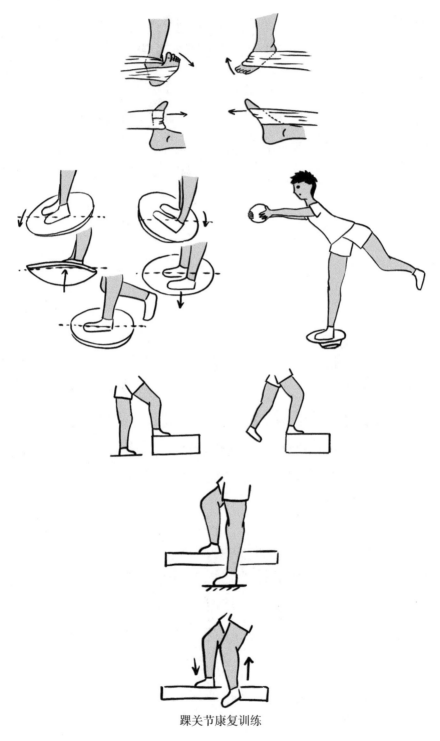

踝关节康复训练

二、足底疼痛

足底疼痛在经常从事田径、篮球、体操运动等项目的人群中多见，是慢性劳损性的疾病。

1. 主要表现

开始运动时足底有持续性钝痛，有时候足底会伴有僵硬、麻木的感觉。长时间休息或者早上起床后会感到疼痛，但活动后减轻。平时跑跳、站立行走或者上下楼时会出现足底疼痛。一般在白天的时候疼痛比较轻，在夜间休息、足部缺少活动时疼痛较重。

2. 处理方法

多采取保守治疗，可以中药外敷、泡洗，也可以选择配合针灸治疗。日常生活中可以用镂空的足跟垫保护足跟。晚上可以佩戴踝背伸的支具，防止夜间足底过度放松造成足底筋膜挛缩，减轻晨起足底疼痛和僵硬的症状。平时还可以进行足底按摩以减轻足底筋膜的紧张挛缩状态。

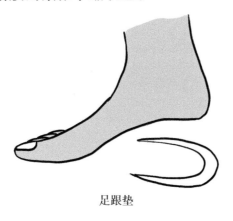

足跟垫

3.康复训练

疼痛时避免做足跟着地的练习，可以选择蹬自行车、游泳等训练。

（1）足底筋膜伸展练习

固定脚跟，一手握住脚趾，把脚趾向上向后牵拉至足底略有酸胀或者微感疼痛，或感到牵开舒服为止，然后持续15～30秒放开，重复该动作4次为一组，每天做3组。

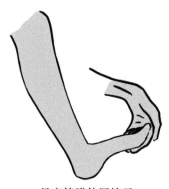

足底筋膜伸展练习

（2）滚棍子练习

将脚踩在棍子上进行来回的滚动练习（也可以在足底放置网球进行滚动），动作要慢，每次4～5分钟，使足底充分放松。

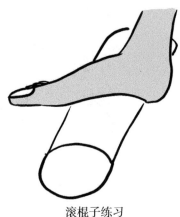

滚棍子练习

（3）足底牵拉练习

坐在地上，用训练的弹力带或者略有弹力的毛巾套在脚上，伸直膝关节，两手拉住毛巾两侧向身后方牵拉，使整个足底被充分牵拉开。保持 15～30 秒然后放开，3 次为一组，每天 3 组。在做该牵拉训练的时候动作要轻柔缓慢，避免引起足底疼痛。

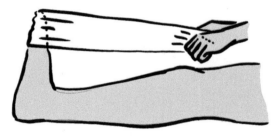

足底牵拉练习

（4）跟腱牵拉练习

1）双脚呈弓箭步姿势，双手扶于墙上，后脚整个脚掌需要着地，足底部有完全伸展的感觉。此动作停留 20 秒再放松，重复 10 次，每天做 2～3 组。

2）站立于墙边，背部紧贴墙壁双脚伸直，脚底下放置一块斜木板与地面呈现 20°～30°（也可以面向墙面，把脚尖放在墙面上，脚跟着地，身体往前挺，如下页图）然后让前脚掌高于脚后跟；此动作维持 20 秒再到正常地面放松，重复 10 次，每天做 2～3 组。

4.预防措施

要经常进行足底筋膜伸展练习；选择合适的运动鞋；避免长期的站立行走；避免在运动过程中运动负荷量急剧增加。

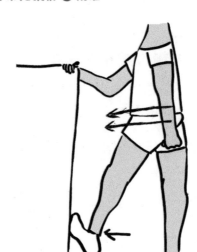

跟腱牵拉练习

三、足跟后疼痛

1. 主要表现

跟腱在足跟部止点部位刚开始出现酸胀不适，慢慢地发展为持续性疼痛，足跟抬起时加重，休息时会减轻。严重者可能会出现跛行。

2. 处理方法

急性期可以进行冰敷以减轻疼痛、肿胀；给予充分的休息；使用足跟垫将足跟稍垫高，使足跟负重减轻；可以进行中药泡洗，并配合针灸、按摩。

3. 康复治疗

（1）毛巾拉伸练习

坐位，将患侧腿伸直，用毛巾经前脚掌环绕足底，双手握住毛巾两端，双手用力拉毛巾，勾脚，并维持姿势不动，注意保持膝关节伸直。每天3组，每组3次，每次坚持15～30秒。

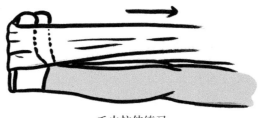

毛巾拉伸练习

（2）站立位腓肠肌拉伸练习

面对墙壁站立，手臂抬高与肩同宽，身体前倾，手掌扶墙，健侧腿在前呈弓步，伤侧腿（从左腿为例）在后绷直，脚跟不离地，将伤侧腿脚跟轻轻向外旋，同时身体前倾压向墙壁，感觉小腿后方有牵拉感，维持姿势不动，注意保持伤侧腿膝关节伸直。练习时，每天3组，每组3次，每次坚持15～30秒。

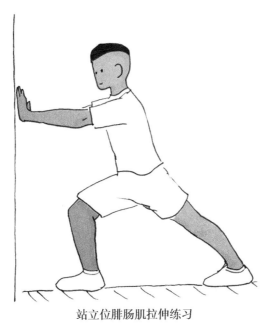

站立位腓肠肌拉伸练习

（3）侧卧位抬腿练习

侧卧位，伤侧腿（以左腿为例）在上，绷直，向上抬高约30厘米，维持姿势不动10秒，注意腿放下时匀速缓慢。练习时，每天3组，每组10次，每次坚持10秒。

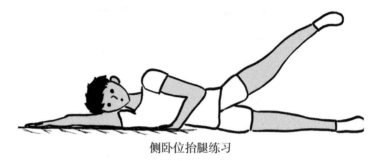

侧卧位抬腿练习

（4）登台阶练习

站立位，健侧腿着地，伤侧腿踩在台阶上将身体重心移到伤侧腿，并向上蹬踩到台阶上，健侧腿离地，注意健侧腿放下时动作匀速缓慢。练习时，每天3组，每组10次。

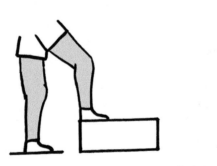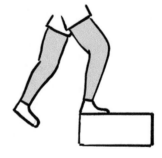

登台阶练习

（5）提踵练习

站立，手扶椅背维持平衡，双脚脚跟抬起，维持姿势5秒，然后松开双手，缓慢放下双脚脚跟。如果双脚练习比较轻松，可以以伤侧腿负重进行单脚提踵练习。练习时，每天3组，每组10次。

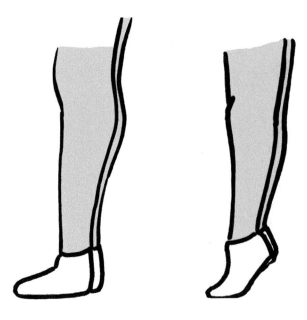

提踵练习

（6）平衡与伸展练习

伤侧腿单腿站立，并将足弓抬起，健侧腿弯曲，侧方放一把椅子，手扶椅背维持平衡，伤侧手臂向前伸展，尽全力伸向远方，允许伤侧腿弯曲。练习时，每天 2 组，每组每个方向做10 次。逐步增加难度，最终在平衡板上进行伸展练习。

4. 预防措施

训练前进行小腿后侧肌肉的牵拉训练；合理安排运动量，避免单一的运动方式；运动后进行按摩、热敷。这些都可以预防足踝部损伤。

第六章

如何预防运动损伤？

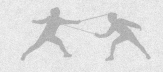

第一节　功能性动作筛查

功能性运动检测（functional movement screen，FMS）是一套被用于检测运动员整体的动作控制稳定性、身体平衡能力、柔软度以及本体感觉等能力的检测方式。FMS 可简易地识别个体的功能限制和不对称发展。

FMS 是由 Gray Cook 与 Lee Burton 在 1995 年提出的，自 1997 年起被广泛应用，是目前国际网球联合会（ITF）与国际职业网球联合会（ATP）所使用的身体评估标准。它简便易行，仅由 7 个动作构成，可以广泛用于各种人群的基础运动能力（灵活性和稳定性）评价。

对于物理治疗师、私人教练、竞技体育教练员或体能教练来说，功能性运动检测系统是一种简单的、量化的基础运动能力评价方法。FMS 只要求教练员或培训人员观察他们已非常熟悉的基本动作模式。FMS 的特点是，测试易操作，评价方法简单。使用 FMS 进行测评的测试者不需要具有病理学认证证书。

这种测评方法的目的不是诊断受测者的骨科整形问题，而是为了发现健康个体在完成基本动作模式时的局限性因素或均衡性。使用这种方法可以测评出受试者的一些基本运动能力，得出的测试结果是制订运动训练计划的出发点。从某种意义上讲，这种测评方法是在其他一些技能测试方法的基础上发展而来的。在测试过程中所使用的测试工具和动作都能够得到受测者和教练员的认同。

FMS的测试内容包括7项基本动作模式，在完成这7个动作时需要受试者灵活性与稳定性的平衡。通过所设计的基本动作模式，研究人员可以观测受试者动作在基本运动、控制、稳定等方面的表现。在进行测试时，要求受试者个人最大幅度地完成运动，如果受试者没有适当的稳定性和灵活性，其薄弱环节和不平衡就会充分表现出来。根据以往的观察，即使高水平竞技运动员也不一定能完美地完成这些简单的动作。我们可以认为，这些人在完成这些测试时，使用了代偿性的动作模式——他们为了自己表现得更好，使用了一种非高效的动作（而不是高效的动作）。如果以后他们继续使用这种代偿性动作，客观上就会强化这种错误的动作模式，最终会使动作的运动生物力学特征非常差。

FMS主要包括以下几个动作。

1. 深蹲

深蹲用于测试髋关节、膝关节、踝关节的活动度以及两边是否对称。举过头顶的横杆用于测试肩关节和脊柱的两侧肌肉链的对称性。

方法：受试者以双足间距稍宽于肩宽站立，同时双手以相同间距握杆（肘与杆呈90°），然后双臂伸直向上举过头顶，慢慢下蹲至大腿低于水平面，尽力保持双足后跟着地，保持头与躯干的自然曲度，杆保持在头顶以上，连续完成3次，记录测试分数。如若无法完成，则降低一档分数，在运动员的双足跟下各垫5厘米厚的支撑物完成上述动作。

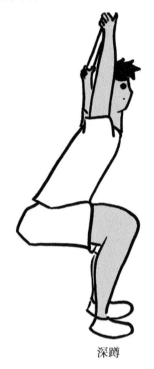

深蹲

2. 跨步

跨步用于测试髋关节、膝关节和踝关节两侧动力链的灵活性和稳定性。

方法：受试者双足并拢且足趾处于栏架下方，调整栏架与运动员胫骨结节同高，双手握杆置于颈后肩上保持水平。受试者缓慢抬起一腿跨过栏杆，并以足跟触地，同时支撑腿保持直立，重心放在支撑腿上，并保持稳定；缓慢恢复到起始姿势。受试者连续完成3次，记录测试分数。随后换另一侧腿重复上述动作，再次完成测试。

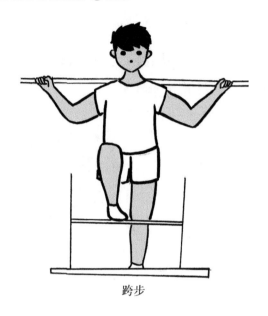

跨步

3. 直线弓步蹲

直线弓步蹲用于测试两侧踝关节和膝关节的活动度和稳定性。

方法：测量受试者胫骨的长度；受试者以右足踩在测试板（150厘米×13厘米×5厘米）的近端，在身体后方以右手在头后上方，左手在身后下方握住一根长杆，保持杆紧贴头后、胸椎和骶骨；从右足尖向前量取与胫骨相同的长度并标记，然后左足向前迈出一步以足跟着落处为标记，随后下蹲至后膝在前足跟后触板，并始终保持双足在同一直线上。见下页图。连续完成3次，记录测试得分。随后两侧上下肢交换，再次完成测试。

4. 肩关节灵活性

肩关节灵活性测试可综合测试评价肩关节内旋、后伸及内收能力。

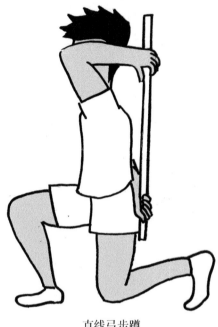

直线弓步蹲

　　方法：受试者站立位，双手握拳；一只手由下向上以手背贴后背部，沿脊柱尽力向上，另一只手由上向下尽力滑动；始终保持杆紧贴脊柱，记录两拳间的最短距离。交换上下双手位置，重复测试，记录测试得分。

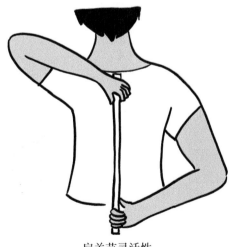

肩关节灵活性

5. 直腿主动上抬

直腿主动上抬评价腘绳肌与比目鱼肌的柔韧性、保持骨盆稳定性和对侧腿的主动伸展能力。

方法：受试者身体平躺，双手置于身体两侧仰卧，掌心向上，双膝下横向放置测试板（150厘米×13厘米×5厘米），踝关节背屈，膝关节伸直，竖杆垂直放在髋、膝关节中央位置；一条腿上抬同时保持另一条腿与测试板接触，随后换对侧腿完成测试。连续完成3次，记录测试得分。

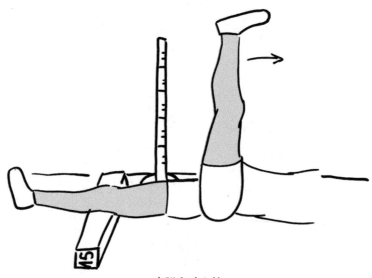

直腿主动上抬

6. 躯干稳定俯卧撑

躯干稳定俯卧撑主要测试人体躯干的稳定性，同时直接评估上肢推举的力量。

方法：受试者俯卧，双足尖并拢着地，双臂前伸稍宽于肩撑地；双手大拇指与头顶保持在一条直线上，同时双膝关节尽力伸直，使双手拇指与前额上沿保持在一条直线（女性双手拇指与下颌边缘保持在一条直线）上，躯干保持自然伸直姿势。受试者上肢推地使身体整体抬起，动作完成过程中身体不可晃动，连续完成 3 次。如若无法完成，则降低一档分数，男性采用双手拇指与下颌边缘保持在一条直线上的动作，女性采取双手拇指与乳晕水平保持在一条直线上的动作，连续完成 3 次。

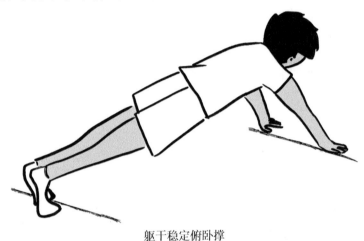

躯干稳定俯卧撑

7. 旋转稳定性

旋转稳定性测试是评价受测人员神经肌肉协调能力，以及将动力链转换的能力。

方法：受试者开始时的动作是跪姿俯撑，肩部和髋部相对于躯干成 90°，踝关节保持屈踝。在膝关节和手之间放置测试板（150 厘米 ×13 厘米 ×5 厘米），使膝、足、手与板接触。受试者上抬同侧的手臂和膝，所抬起的肘、手和膝部三点保持在一条线上并与测试板平行，身体的额状面应与地面保持平行；然后同侧的肩部和膝部屈曲，使得肘部与膝关节能够接触，连续完成 3 次。若无法完成，则降低一档分数，采用对侧手臂与膝上抬动作，连续完成 3 次。

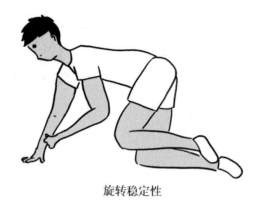

旋转稳定性

FMS 功能动作筛查表见附录 1。

第二节　青少年体适能测试问卷

　　青少年体适能测试问卷的主要目的是了解学生的基本身体状况，出现问题时，做到心中有数便于及时处理和抢救，防止产生不必要的运动损伤或损害。

　　青少年体适能测试问卷包括以下内容（详见附录 2）。

一、基本信息

　　基本信息包括姓名、性别、出生日期、学校、住址、父母或监护人姓名及联系电话等。

二、心肺及其他系统

　　有无抽搐及癫痫，有无气喘，有无服药情况，等等；都需要问询清楚，因为药物达到最高效的时间会影响运动和身体反应。

三、肌肉与骨骼系统

过去半年内有无肌肉疼痛？有无找医生处理？半年内有无关节或骨疼痛？如有，请解释并指出疼痛的部位（例如右腿前侧或左膝内侧）。有无找医生处理？一年内有无骨折或骨受伤？如有，请解释骨折或受伤的部位及原因。若有以上问题，需要注意伤病的恢复是否影响运动锻炼。

四、神经－肌肉系统

曾经或目前是否在专注力、视力、听力、讲话／语言、平衡能力、协调能力、反应能力等方面存在困难问题？有些体育锻炼项目需要注意力和平衡协调能力，若存在此方面的问题需要谨慎对待。

五、特殊情况

目前是否随身携带哮喘喷雾器或通风器？是否因糖尿病而自行注射胰岛素？是否患有任何慢性残疾或其他病症，出现上述情况，有可能会影响到参与运动？是否患有任何过敏？如有过敏，请说明哪些东西会导致过敏，需要考虑在体育锻炼过程中及时监测并做好急救。

六、整体健康

是否知道任何健康方面的因素或情况而致使您的孩子不能参与运动？

七、同意书

家长或监护人签署，主要是保障孩子的体育锻炼的安全。

第三节　准备活动和整理活动

王文，一名初中男生，平时喜欢运动，对篮球、跑步等运动项目都很喜欢。这个冬季运动会，他毫不犹豫地报名了长跑项目。比赛开始了，王文没有做热身活动就急急忙忙地开始比赛了，刚开始他一直领先，将第二名远远地甩在了后面；跑了一圈过后，他突然小腿疼痛，揉了揉小腿后勉强能跑，但是没跑几米就不行了，必须停下来休息。王文没办法只好退出了比赛去看医生，医生告诉他说这是小腿痉挛，也叫小腿抽筋，通常是运动前准备活动不充分造成的。

运动前做好充足的准备活动是必要的，运动前的热身活动还可以减少体育锻炼中不必要的损伤。那么青少年在进行体育活动前要做哪些热身运动呢？

一、准备活动、充分热身——动态拉伸

1.动态拉伸的益处

1）提高身体核心稳定性，让机体更适应接下来的运动项目。

2）激活身体神经系统。

3）增加身体活动幅度。

4）减少肌肉紧张。

在动态拉伸之前，先慢跑 8 分钟，如果环境湿热可以减少慢跑时间，天气比较寒冷的话就增加慢跑时间。

动态拉伸建议选择在 10 米长的跑道上进行。每个人的体能水平各有差异，如果是经常锻炼者或职业运动员，用下面讲述的动态拉伸动作循环做 2 次热身；普通人通常建议做 1 次，如果体能水平不足建议减少行走的长度。

2.动态拉伸动作

（1）脚尖、脚跟走

这个运作相对比较简单，主要用于活动踝关节。

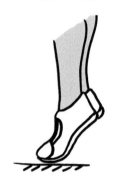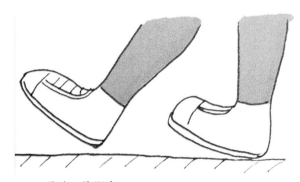

脚尖、脚跟走

（2）前后、左右摆腿（站立不动）

前后摆腿主要用于牵拉腘绳肌，防止大腿后侧抽筋和拉伤；其做法为一手扶着栏杆或者长凳，同侧腿垂直站立，对侧腿以髋部为轴前后做钟摆运动。左右摆腿用于活动髋关节和牵拉内外侧肌群，如髂胫束等；其做法为起始动作同前后摆腿动作，对侧腿左右摆动。

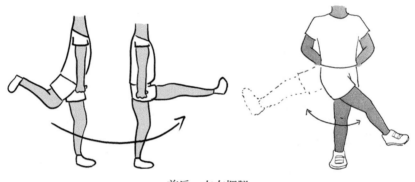

前后、左右摆腿

（3）高抬腿

1）以跑的姿势开始，然后提踵（踮起脚尖）。

2）以第一步为支撑，抬起一条腿，集中注意力使胳膊和腿往相反方向摆动。

3）发展第二步，两腿交替，前脚掌着地。

（4）弓箭步走

弓箭步走对于大多数中长跑的运动员或耐力运动员来说是十分重要的练习方式之一。这一动作主要拉伸扩展髋屈肌群和股四头肌，同时也能激活强化臀部，提升身体的控制能力。

1）双手叉腰。

2）通过收腹和骨盆后倾来维持骨盆稳定。

3）前腿尽量前跨，后腿感到有拉伸即可。

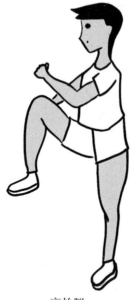

高抬腿

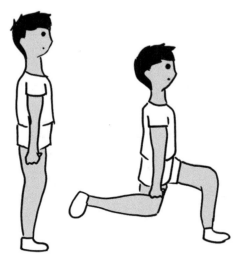

弓箭步走

（5）弓箭步加旋转上半身

这一练习就是在弓箭步的过程中旋转上半身，动力性的力量传达到大腿的一侧，同时牵拉髂胫束和阔筋膜张肌。

1）向前迈步，身体保持正直。

2）体重落在脚后跟处，向前腿的方向旋转上身和胳膊，同时保持骨盆不旋转。

3）每条腿停留时间不少于 6 秒，然后换腿。

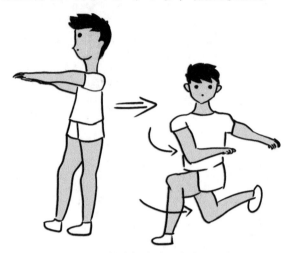

弓箭步加旋转上半身

（6）行走踢臀

此动作用于拉伸股四头肌（大腿前侧肌群），提高活动度。

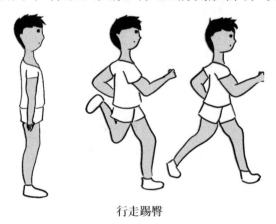

行走踢臀

（7）侧向弓箭步

这个动作用于发展髋的活动度，拉伸内收肌群，同时提高臀肌的灵活性。

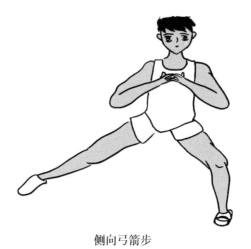

侧向弓箭步

（8）玩具人热身

玩具人热身是用于提升腿后侧肌群的柔韧性，防止腘绳肌损伤和拉伤。

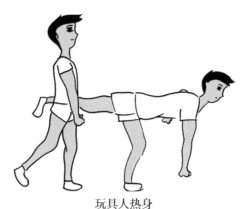

玩具人热身

（9）单腿罗马尼亚硬拉走

单腿罗马尼亚硬拉走作用同玩具人热身。

1）双脚并拢，笔直站立，伸出左手，上身下俯，直到左手能摸到左脚前方的地面，背部尽可能保持挺直。

2）在俯下身体的同时左腿直直地向后抬起，在动作过程中不要弯曲膝关节，但也不要将其完全锁定。

3）回到直立姿势，然后再次俯身同时跨步，用右手去摸左脚前的地面，两只手都做完就算完成一次反复。接着，分别用两只手去摸右脚前的地面。

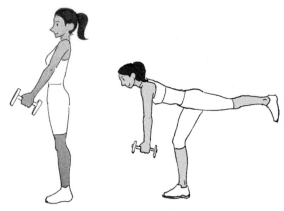

单腿罗马尼亚硬拉走

（10）侧身跑旋转（需要一定的动作控制能力，较难）

侧身跑旋转用于发展躯干的活动范围，提高内收肌和臀肌的耐力，同时能提高踝关节的灵活性。

1）从左到右侧身跑，左右脚交叉跑。

2）为了增加身体转动幅度，胳膊与肩同高，协同身体运动。

3）重复跑 10 ～ 15 米，换方向。

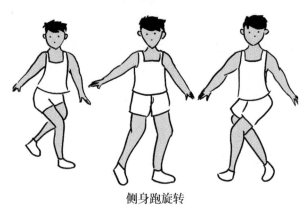

侧身跑旋转

二、整理活动、放松肌肉——静态拉伸

我们在运动完后做整理活动是必不可少的，它作为我们在运动过后全身性放松的一个运动，整理活动量要逐渐减小，速度是逐渐放慢并且要配合深呼吸以达到全身彻底放松的目的。对于较大负荷的肢体运动，我们还可以针对局部做一些轻柔的按摩、牵拉、抖动来放松运动后紧张疲劳的肌肉。

下面列举一些常见的拉伸动作，但列举的拉伸动作不需要全部都做一遍，只需根据自己所处的环境和个人身体情况挑几个适合的做几组就可以。每个动作需要保持最大幅度20秒，做3组。

1.胸部拉伸

两手放在背后交叉互握，身体向后方伸展，并将胸部挺起。

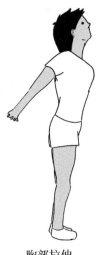

胸部拉伸

2. 肩背部位伸

双手交叉互握，向头顶上方伸直，维持数秒。

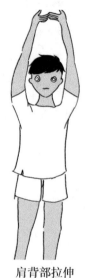

肩背部拉伸

3. 上半身拉伸

手臂向上伸直，双手互握，将身体弯向一侧，然后弯向另一侧，重复数次。

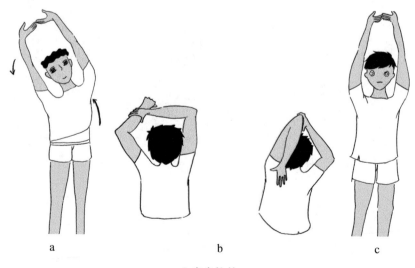

a　　　　　　　b　　　　　　　c

上半身拉伸

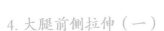

4. 大腿前侧拉伸（一）

坐位，弯曲单边膝盖，将脚置于腰部侧面。维持此动作，将身体慢慢向后仰。双腿交替进行。

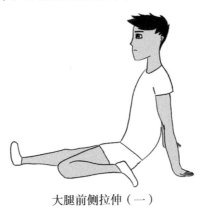

大腿前侧拉伸（一）

5. 大腿前侧拉伸（二）

站立位，弯曲单边膝盖，左侧膝盖着地时，右手放在膝盖上，左手握住脚尖，将脚后跟推向臀部。双腿交替进行。

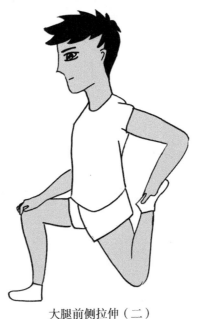

大腿前侧拉伸（二）

6. 大腿后侧与膝盖内侧拉伸（一）

坐姿，双腿并拢并往前伸直。挺直背部，以双手触碰脚尖。

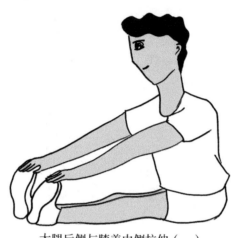

大腿后侧与膝盖内侧拉伸（一）

7. 大腿后侧与膝盖内侧拉伸（二）

站姿，双腿并拢，双臂往前伸直，挺直背部，上半身下弯曲以双手触碰脚尖。

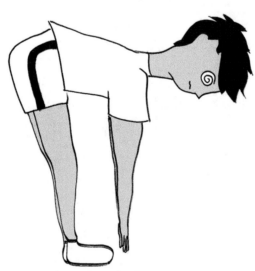

大腿后侧与膝盖内侧拉伸（二）

8. 大腿后侧与膝盖内侧拉伸（三）

双脚前后站立，伸直后腿的膝盖，将身体重心放在前脚，身体前倾。左右脚交替进行。

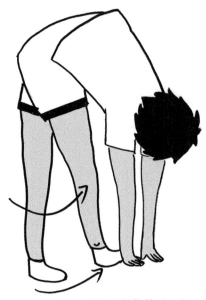

大腿后侧与膝盖内侧拉伸（三）

9. 小腿与大腿后侧拉伸

双脚向外张开，手掌置于地面，重心集中在手上，将膝盖伸直后上下活动脚尖。

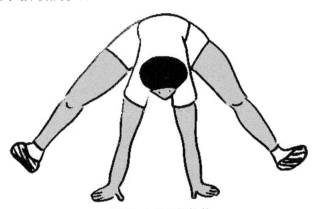

小腿与大腿后侧拉伸

10. 腰部与大腿后侧拉伸

坐姿，双腿打开，伸直膝盖，双手尽量去拉住脚尖（拉不住也没关系）。

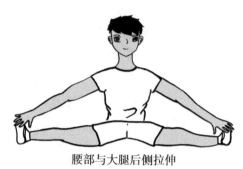

腰部与大腿后侧拉伸

11. 跟腱与小腿拉伸

双手放在前腿的膝盖上，后腿伸直，脚跟始终着地，双腿左右交替进行。

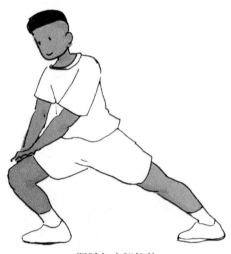

跟腱与小腿拉伸

12. 腰部与大腿内侧拉伸

坐姿，单腿伸直，另一只腿与伸直的腿交叉弯曲膝盖。用肘关节将弯曲的膝盖压向身体内侧，可以增加难度，将原本伸直的腿也向内弯曲。

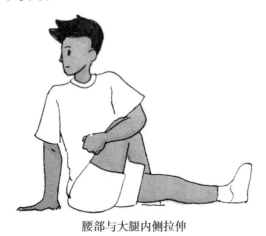

腰部与大腿内侧拉伸

13. 小腿与膝盖内侧拉伸

坐姿，单腿膝盖向内侧弯曲，另一只腿向外伸直，用一只手触碰脚尖。另一只手按压在弯曲的膝盖上以避免膝盖抬起。左右交替进行。

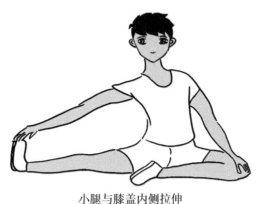

小腿与膝盖内侧拉伸

14. 脚踝拉伸（一）

坐姿，单腿伸直，另一只腿弯曲，将脚置于伸直的腿上面，接着用手以上下左右方向轻轻转动脚踝，另一只手扶住小腿以帮助保持稳定。

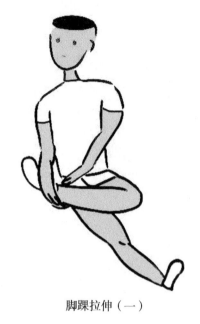

脚踝拉伸（一）

15.脚踝拉伸（二）

双脚并拢下蹲，双手向前伸直保持平衡。脚后跟保持贴地，下蹲后可以试着微微摇晃身体。

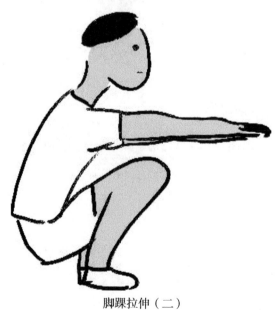

脚踝拉伸（二）

16. 小腿与大腿前侧拉伸

俯卧，单腿弯曲，同时用同一侧手抓紧脚尖向臀部靠近，左右脚交替进行。

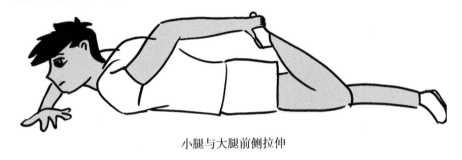

小腿与大腿前侧拉伸

三、针对不同体育运动的不同放松方式

1. 短跑、跳、投掷类力量速度项目

进行完短跑、跳高等发展青少年速度、弹跳力和力量的这些运动项目后，我们应该做一些类似于准备活动时的拉伸练习来缓解肌肉的紧张度和关节韧带的疲劳感，拉伸幅度逐渐加大。

2. 中长跑类耐力运动项目

400～1500米等中长距离的耐力跑，主要是提高青少年的耐力素质的运动项目。参与这类运动项目的运动员在运动时混合有氧供能，所以在运动完以后，不应该立刻停止运动，要深呼吸并且有氧慢跑，这样可以加速乳酸的消除，以达到放松的目的。

3. 大球类项目

对于篮球、足球、排球等这些对抗性的体育项目，在运动完后，青少年也可以采取有氧慢跑来慢慢放松运动后紧张疲劳的肌肉。

4. 单杠、腾跃等力量型运动项目

进行完此类项目后可以采取对肌肉进行拉伸练习以消除在力量练习后的酸胀感。

5. 其他运动项目

进行完竞争性较强的运动项目后，可以躺在体操垫上并收听轻松欢快的音乐以达到彻底放松身心的目的。

第四节　合理安排运动负荷

小宇是一名高二学生，他喜欢和同学们一起进行打篮球、踢足球之类的运动。他说，每次打完篮球或者踢完足球那种全身流汗的感觉特别好，但就是不喜欢上学校的体育课，经常会以各种理由推脱而不上体育课。其主要原因就是学校的体育课就只是跑跑步，活动活动，根本让他感觉不到自己得到了锻炼。这就说明小宇在体育课上没有达到他所能承受的运动量，那么要怎么合理地安排我们在体育锻炼中的运动负荷呢？

一、运动负荷包括运动量和运动强度两个方面

在锻炼时保持适宜的运动负荷，才能收到较好的锻炼效果。运动负荷过小过大都不行：过小，达不到锻炼的目的；过

大，又超出了人体所能承受的最大限度，这样对人身心健康和教学任务的完成都是十分不利的。所以，掌握体育锻炼中青少年的生理机能变化和机能适应的规律，循序渐进，逐渐增加运动量，找到符合体育锻炼者适宜的运动量，对提高青少年体育锻炼效果有着重要的意义。

运动强度指身体练习对人体生理刺激的程度，是构成运动量的因素之一。比如说在跑步中每秒可以跑多少米，举重运动中可以举起多少千克等，都可以表示运动强度。

负荷阈指在体育锻炼中生理负荷适宜的低限到高限间的范围。生理负荷指在进行体育锻炼时所能承受的强度、数量、持续的时间等因素对人体的作用，但个体间是存在着差异的。只有在适宜的生理负荷范围内的良性刺激，才能达到体育锻炼的效果。

二、控制运动强度的方法

1.测定脉搏来控制运动强度

脉搏是一定量刺激作用于人体后所反映的生理负荷，是机体的内部反映，所以它能较客观地检验运动员的实际训练效果。它根据人们的性别、年龄及身体机能状态的不同而变化，是反映人们训练程度强与弱的一个重要指标。我们一般把测定 15 秒脉搏作为衡量与控制运动强度的指标。通常测定在运动中或者运动后的 15 秒脉搏在 30 ～ 35 次的，属于大强度运动；脉搏在 25 ～ 28 次的，属于中等强度运动，这一负荷对心肺功能有明显增进作用；在 25 次以下的，属于小强度运动，此时负荷过小，不能起到增进各器官功能的作用。所以，一般认为在体育锻炼中前 15 秒的脉搏在 37 ～ 42 次为适宜的运动强度。

2. 测定 1 分钟心率来控制运动强度

有一位联邦德国的克莱斯学者提出了耐力负荷强度公式：（本人最高心率 - 运动前安静心率）÷2+ 运动前心率。本人最高心率可用"220 - 年龄"来计算，这样就可以通过心率来控制运动强度。青少年在锻炼时心率应该控制在 120 ～ 160 次 / 分为宜，这样的运动强度有利于增进人体的有氧工作能力，增强体质。如果心率大于 160 次 / 分，一般认为运动强度过大；心率低于 120 次 / 分，则认为运动强度过小，这样就达不到体育锻炼的目的。

（1）体育锻炼的持续时间

我们在合理安排运动强度的同时，也要控制体育锻炼的时间，因为每次进行体育锻炼持续的时间对锻炼的效果有明显的影响。一般来说，呼吸和循环系统功能的适应过程所需时间是耐力练习产生效果的时间。因此，运动持续时间不应少于 5 分钟，健身跑的时间一般也要控制在 15 ～ 30 分钟为好。对于低强度的运动，持续时间可以延长；而对于高强度的运动，持续时间可缩短。青少年在体育锻炼中，一般采取匀速低强度持续性练习为宜。

（2）健身锻炼的周次数

每周锻炼的次数应根据年龄和运动量大小而定。一般认为 12 ～ 15 岁的青少年，每周锻炼 2 ～ 3 次；16 ～ 18 岁的青少年，每周锻炼 3 ～ 4 次。青少年处于生长发育时期，每天都应有不少于 1 小时的锻炼时间，锻炼时间应与体育课错开，避免一天内的运动量过大。

第五节　加强保护和自我保护

小王平时很喜欢打羽毛球，本身羽毛球技术也挺不错。有一天，小王和同学一起去打羽毛球，打了七八局以后又马上和同学一起去游泳，下水没有几分钟就小腿抽筋了，当时幸好有人发现，及时把他从水里救上来……青少年在平时的体育锻炼中不光会有小王这种情况，还会遇到各种各样的损伤，那么青少年应该怎么加强保护和自我保护呢？

在进行体育锻炼前我们要了解运动规律和该怎么处理在运动过程中产生的不良反应等。

一、运动必须遵循的规律

1.运动前要做好准备活动

运动前要做准备活动，并且要将踝关节、膝关节、腰关节、肩关节、腕关节等活动开，这样可以避免不必要的受伤。

2.运动负荷要循序渐进

运动量要由小到大，练习项目要由少到多，动作要由简到繁，时间要逐渐延长，切勿过快过猛。

3.快速跑步后不要立即停止

快速跑步后，运动者会感到十分劳累，许多青少年就会立即蹲下、坐下甚至躺下，这样会引起重力性休克。正确的做法是继续慢跑或慢走，并做深呼吸。如果有全身无力、头晕、眼前发黑等现象，找人搀扶以免昏倒。

4. 坚持锻炼，持之以恒

锻炼身体，要有恒心，要持之以恒，要每天坚持锻炼，这样就会从量变到质变，使身体更加强健。如果三天打鱼两天晒网，就没有什么效果。

二、运动卫生不容忽视

1. 剧烈运动时或运动后不可大量饮水

剧烈运动时，大量的汗液排出体外，体内的盐分也会随之排出，这时饮水会使体内血液的渗透压降低，破坏体内水盐代谢平衡，影响人体正常生理功能，甚至还会出现肌肉痉挛的现象。运动的时候，由于心跳、呼吸频率加快，人体就需要更多的血液和氧气来满足运动的需要，而大量饮水会使胃部膨胀，影响呼吸，使血液循环流量增加，加大心脏负担，伤害心脏。

2. 运动后不宜立即进食，饭后不宜剧烈运动

运动后，人体的消化系统处于抑制状态，立即进食会影响人体对食物的消化和吸收，久而久之可能会引起消化不良、慢性胃炎等肠胃疾病。饭后立即运动，胃内有大量的食物，妨碍了膈肌活动并且使呼吸受到影响，容易造成腹痛不适，甚至是胃下垂。

三、不太适宜的项目

1. 掰手腕

掰手腕是一种憋气状态下的静力动作。憋气会引起胸膜腔内压的急剧升高，可导致静脉血回流受阻，从而引起心脏和脑部缺氧，严重的还会出现昏厥。青少年还处于生长发育阶段，他们的心血管系统尚显脆弱，对缺血、缺氧耐受比较差，并且掰手腕还可能会引起肱骨内上髁骨折，这样就会严重影响青少年的生长发育。

2. 绑沙袋练习

绑沙袋练习一般来说是加强身体某一部位力量的练习。但对于正处在生长发育期的青少年来说，这样的练习可能导致其血液循环异常，使肌肉疲劳不能得以及时消除，同时还有碍于正确动力定型的形成，从而影响青少年的正常生长发育。

3. 过量的运动负荷

青少年处于生长发育阶段，他们的脏器和组织尚未发育完全，过量的运动负荷会使他们负担过重，消耗过大，使机体不能及时得到较快的修复。这样持续过大的运动负荷会对他们的生长发育造成严重的负面影响，甚至还会妨碍他们的生长发育。

四、根据自身的体质状况选择合适的体育锻炼项目

生长发育正常，身体健康，体质良好，有一定锻炼基础的

青少年，可以选择运动量较大的一些锻炼项目，如长跑、踢足球、打篮球等。体质较弱的则要循序渐进地进行一些运动量较小的锻炼项目，如散步、慢跑等。运动中自我把握包括以下几种情况。

1. 运动或者比赛前

运动或者比赛前，青少年应注意良好的睡眠和体力的蓄积，应控制过多的饮食和饮水。

2. 运动中

运动中，青少年如果出现面色苍白、高度呼吸困难、胸闷、背痛，甚至出现四肢无力、头晕、气短等情况时，应立即停止或禁止运动。

3. 剧烈运动过后

剧烈运动过后不能立即蹲下、坐下或者躺下，这样容易引起脑部和其他部位的缺血、缺氧。因此，剧烈运动后要深呼吸并慢走以放松身体，使身体各个部位的器官组织恢复至较为平稳的状态。

4. 中长跑中

在中长跑中，如果准备活动不充分，容易出现腹痛的情况，这种情况多是胃肠痉挛引起的。可用手按住疼痛的部位，深呼吸，减速慢跑，坚持一段时间，疼痛一般就会消失。

5. 准备和整理活动

运动前做足充分的准备活动，运动后做好整理活动。

五、月经期的体育锻炼

女生经常参加体育锻炼，不仅可以促进身体的生长发育，提高身体各器官系统的功能水平，更好地完成学习任务，而且可以使身体各部位的肌肉得到协调均匀的发展。但是进入青春期后，内分泌和生殖系统的迅速发育使她们身体各方面出现急剧变化。男女生在形态、生理功能和心理特征方面都会出现较大的差异，特别是在运动能力方面会出现很大的差异。这个时期的女生除心脏、呼吸、骨骼和肌肉等方面的发育和功能与男生的区别越来越显著以外，还出现了月经的周期性变化。月经是一种正常的生理现象。月经前和月经后盆腔充血而出现的腰酸、小腹坠胀及乳房胀痛等现象，以及伴随出现的疲倦、嗜睡、情绪波动、头痛、轻度浮肿等症状均属正常现象。

1. 月经期应保持心情舒畅、情绪稳定

月经期要注意饮食卫生，吃易消化、营养丰富的食物，避免食生冷和刺激性食品。多喝水，保持大便通畅。注意休息和睡眠，避免身体（尤其是下半身）受凉。避免湿地久坐、涉水或淋雨，忌用凉水洗澡、洗头、洗脚。注意外阴部的清洁与卫生。

2. 在月经期，参加体育锻炼应根据个人情况具体对待

有月经紊乱、痛经等现象发生时，应暂停体育锻炼。如月经正常，无特殊反应，身体健康的女生在月经期不必完全停止体育锻炼，可以适当参加体育活动，如羽毛球、乒乓球等运

动项目。这些活动不仅可以改善盆腔的血液循环，减轻盆腔的充血现象，而且腹肌与盆底的收缩与放松活动对于子宫有柔和的按摩作用，有助于经血的排出。但月经期间，由于子宫口松弛，子宫容易被感染，因此应注意经期卫生。但是由于多数女生害羞，对生理知识了解不多，再加上月经生理上的一些反应，她们在月经期对体育运动产生一种畏惧的心理，不敢进行适当的体育锻炼。女生的这种畏惧、焦虑心理的产生也与她们的身体发育和月经期的特点有着密切的关系。

3. 月经期参加体育锻炼，运动量应小些，时间也不宜太长

可在早操、课外活动时间做轻微活动，如徒手操、散步、慢跑等。应避免从事强度大、震动大、增加腹内压力及憋气的静力性练习，以免引起经血过多或改变子宫位置。由于子宫口开放，子宫内膜破裂出血，阴道内酸碱度降低，易感染病菌，故不宜游泳，以免引起炎症。

参 考 文 献

巴哈.2011.运动损伤的预防.王正珍主译.北京：人民卫生出版社.

黄涛.2010.运动损伤的治疗与康复.北京：北京体育大学出版社.

黄梓航，王雷.2014.预防功能性训练运动损伤的理念及应用概述.实用医药杂志，31（11）：973-975.

廖八根.2015.运动医学.广州：广东高等教育出版社.

《青少年课外体育健身指南》编写组.2016.青少年课外体育健身指南.广州：广东世界图书出版公司.

王宏.2013.青少年运动卫生知识.重庆：西南师范大学出版社.

徐金成，矫玮，高颀等.2013.急性闭合性软组织运动损伤早期处理方法的发展：从 PRICE 到 POLICE.中国运动医学杂志，3（4）：360-363.

徐向军.2014.青少年体育锻炼处方.北京：北京体育大学出版社.

朱小烽.2016.儿童青少年体适能评定与健康促进.成都：西南交通大学出版社.

附　　录

附录 1　FMS 功能动作筛查表

动作		原始得分	最终得分	得分原因 （低于3分）	结果 评价
深蹲					
跨栏步	左				
	右				
直线弓步蹲	左				
	右				
肩部灵活性	左				
	右				
主动直腿上抬	左				
	右			-	
躯干稳定俯卧撑				-	
旋转稳定性	左				
	右				
总分					

附录 2　青少年体适能测试问卷

基本信息

姓名：＿＿＿＿＿＿性别：＿＿＿＿＿＿出生日期：＿＿＿＿＿＿

截至今年的一月，您的孩子几岁：＿＿＿＿＿＿

学校：＿＿＿＿＿＿住址：＿＿＿＿＿＿

父母或监护人姓名：＿＿＿＿＿＿联系电话：＿＿＿＿＿＿

（请在合适的选项前打钩或填写相应内容）

心肺及其他系统

1. 您的孩子曾经或目前：

　　□心脏问题　□囊肿性纤维化　□糖尿病　□高血压　□高胆固醇

　　□呼吸问题或气促（例如哮喘、肺气肿）　□运动中或运动后咳嗽

　　□其他（请指明）＿＿＿＿＿＿　□以上均无

2. 您的孩子曾经或目前：

　　□癫痫或抽搐，如有，是在休息时还是运动中？　□晕厥　□眩晕

　　□中暑／热衰竭　□持续出血／血友病

　　□其他（请指明）＿＿＿＿＿＿□以上均无

3. 您的孩子是否曾经或目前患有饮食紊乱？□是　□否

4. 您的孩子是否服用任何药物（请指明）：＿＿＿＿＿＿

　　□心脏病　□癫痫　□糖尿病　□血压

　　□哮喘、呼吸病　□过敏　□注意力缺陷障碍

　　□其他（请指明）＿＿＿＿＿＿　□以上均无

肌肉与骨骼系统

1. 您的孩子在过去的半年内是否有肌肉疼痛？□是　□否

如有，请解释并指出疼痛的部位（例如左脚踝的外侧或者右脚跟后部）：

_____

1.1 有无找医生处理？ □是　□否

2. 您的孩子在过去的半年内有无关节或骨疼痛？ □是　□否

　　如有，请解释并指出疼痛的部位（例如右腿前侧或左膝内侧）：

_____

2.1 有无找医生处理？ □是　□否

3. 您的孩子在过去的一年内有无骨折或骨受伤？ □是　□否

　　如有，请解释骨折或受伤的部位及原因：

_____

神经 – 肌肉系统

1. 您的孩子曾经或目前是否存在以下的困难问题？

　　□专注力　□视力　□听力　□讲话 / 语言

　　□平衡能力　□协调能力　□反应能力　□以上均无

2. 您的孩子是否有脑部或脊椎受伤？ □是　□否

3. 您的孩子是否有以下技能困难？

　　□上楼梯　□下楼梯　□以上都没有

特殊情况

1. 您的孩子目前是否随身携带哮喘喷雾器或通风器？ □是　□否

2. 您的孩子是否有因糖尿病而自行注射胰岛素？ □是　□否

3. 您的孩子是否患有任何慢性残疾或其他病症，出现上述情况，有可能影响其参与运动？ □是　□否

如有，请指明情况：

　　□多动症　□注意力缺陷多动症　□唐氏综合征

　　□其他（请指明）_____

4. 您的孩子是否患有任何过敏？ □是　□否

　　如有，请说明哪些东西会导致过敏？ _____

5.您的孩子曾经是否被诊断出营养不良？□是　□否

　　如有，请说明哪些营养不良？＿＿＿＿＿＿＿＿＿＿＿＿＿＿＿＿＿

整体健康

1.您的孩子在过往的一年内是否进行过手术？□是　□否

2.您是否知道任何健康方面的因素或情况而致使您的孩子不能参与运

　　动？□是　□否

如有，请说明：＿＿＿＿＿＿＿＿＿＿＿＿＿＿＿＿＿＿＿＿＿＿＿＿＿

同意书

您的签署表示：

● 在你所知的范围内提供有关你的孩子健康的资料均准确无误。

● 您已经同意您的孩子可以参与运动。

父母或监护人签署：＿＿＿＿＿＿＿＿＿＿日期：＿＿＿＿＿＿＿＿＿